Alma Verde

Chamanismo botánico para

la sanación espiritual

Alma Verde

Chamanismo botánico para la sanación espiritual

Eliot Cowan

SWAN RAVEN & COMPANY

Swan•Raven & Co.
Granite Publishing
P.O. Box 1429
Columbus, North Carolina 28722
USA.

Título original: *Plant Spirit Medicine*
Swan• Raven & Co. (ISBN 0-926524-09-7)

ISBN-13: 978-1-893183-41-4 (papel alcalino)

Este libro está catalogado en la Biblioteca del Congreso bajo: Cowan, Eliot, 1946-
[*Plant Spirit Medicine.* Spanish]
Alma verde: chamanismo botánico para la sanación espiritual / Eliot Cowan.
Primera edición en español de Swan•Raven & Co.
p. cm.
ISBN-13: 978-1-893183-41-4 (papel alcalino)
1. Huichol Indians—Ethnobotany. 2. Huichol Indians—Medicine.
3. Huichol Indians—Religion. 4. Ethnobotany—Mexico. 5. Medicinal plants—Mexico.
6. Healing—Mexico. 7. Shamanism—Mexico. I. Title.
F1221.H9C669182009
615'.321–dc22
2009037651

traducción al español: María Benedetti (bendicionesbotanicas@gmail.com)
corrección de texto: Laura Rosario Cotte Emmanuelli, Margara Reyes López, Cristina Gerascoff
primera lectura: Helena Lucía Méndez
diseño: María Benedetti
diseño de la portada: Pamela Meyer y Brian L. Crissey
foto biográfica: Dennis Davis
foto, contraportada: Jonathan Finegold

Impreso en los Estados Unidos de Norteamérica por
Swan • Raven & Co., una dependencia de
Granite Publishing.
P.O. Box 1429
Columbus, North Carolina 28722, U.S.A.
correo electrónico: info@granitepublishing.us

Agradecimientos

Para que este libro fuera posible, mi esposa Victoria y nuestros hijos Briana, Aura, Omar y Victoria Liliana soportaron la ausencia de marido y padre por muchos días. Estoy muy agradecido por su tolerancia y la generosidad de sus corazones.

Fueron de gran ayuda al encaminarme el profesor J.R. Worsley, Carolyn Carr, Michael Harner, don José Ríos, don José Morales, don Guadalupe González, Muktananda Swami y Chidvilasananda Swami. ¡Que todos los seres humanos encuentren maestros tan magníficos como éstos!

Fui inspirado por la fe y el espíritu pionero de mis pacientes y estudiantes. Si bien son muchos para nombrarlos, con gusto reconozco a Robin Bisio, la primera persona que recibió las almas verdes por medio de mis manos.

Mi hermano Ish es padre y madre de este libro y de muchos otros de mis logros. Él creyó en mí, me dio cobijo a mi alma y siempre tuvo las palabras propicias.

Con el fin de sacar la botánica espiritual de su escondite, varios amigos y colegas me ofrecieron comida, techo, trabajo o transportación. Me complace expresar mi admiración y agradecimiento a John Pope, Victoria Goldbach y Dennis Davis, Ron Puhky, Sharon Puhky Evans, Donna Guillemin, Joyce Netishen, Dr. Gil Milner, Casey Carter, Suzanne Burnell, Susan Reed, Megan Godfrey, Pat Gorman, el difunto profesor Patrick Watson, Fabienne Alsing y el profesor J.R. Worsley.

Este trabajo fue rescatado del abandono por el entusiasmo de Gary Hardin, Gerhard Riemann y Rachel Farber. Ms. Farber fue la correctora ideal tanto por su apacible forma de ser como por su sutil y penetrante intelecto. David Kyle de Swan•Raven & Co. ofreció a este libro —más que una casa editora— un hogar.

De parte de todas las personas que reciben ayuda a través de mis manos, ofrezco a las almas verdes mi asombrada gratitud.

Finalmente, mi amor y gratitud al Ser que contesta mis oraciones antes que las pueda pronunciar.

Prefacio del autor

Estuve casi un año pensando en este libro antes de sentarme a escribir. Compuse las primeras líneas momentos después de recibir el mensaje de que tendría la oportunidad de conocer a don Guadalupe González Ríos, chamán del pueblo huichol. Estas noticias me llenaron de energía. Me sentía como si un benévolo viento soplara a mi espalda, propiciando un viaje que anhelaba hacer de todo corazón. En fin, esa sensación fue muy acertada. Entre los huicholes, el viento simboliza todo el poder invisible y omnipresente del chamán. Don Guadalupe recibió sus dones de una planta sagrada que su pueblo llama el árbol del viento.

Quizás fueron mis años de estudio y trabajo lo que me prepararon para conocer a este hombre. Tal vez lo que me preparó fue el conocer bien de cerca el sufrimiento de las personas que no han sabido hallar la gracia divina. De todos modos, cuando este maestro comenzó a enseñarme sobre las bendiciones del árbol del viento, yo estaba listo para escuchar su mensaje. Lo había visto tantas veces: las generosas almas verdes de las plantas liberando a la gente del sufrimiento.

Las plantas-maestras de don Guadalupe llenaron su corazón de un amor que la enfermedad no puede soportar, un amor que lo ha convertido en un hombre feliz e inquebrantable. Él desea compartir ese amor conmigo y con usted, si le place recibirlo. El amor de don Lupe se entrega a sus aprendices en compasión y sabiduría como parte de un proceso fortalecedor de aprendizaje que dura varios años.

Guardo la historia de mi aprendizaje para otra ocasión. Mientras tanto, este libro llega a usted gracias a la brisa del árbol del viento. Es un libro repleto de historias personales, pero sólo circunstancialmente trata sobre mí y mis colegas. En su esencia, este libro procura comunicar a sus lectores cómo la medicina amorosa del Creador fluye hacia nosotros mediante los hermanos y hermanas de alma verde que viven arraigados a la tierra. Si mis oraciones han sido contestadas, este libro es una manifestación de ese amor, de esa misma medicina.

Notas para la 3ª edición

Al terminar el proceso de escribir este libro, confié que perdurara, pero el tema me pareció demasiado "raro" para que lograra éxito comercial. En cuanto a su permanencia, veremos; pero claramente desestimé su atractivo. Muy astutamente este libro encontró la forma de caer en manos de muchas personas que han tenido o quisieran tener experiencias con los espíritus de las plantas.

No pienso modificar el texto, pero sí me gustaría aclarar un par de cosas. Primero, la botánica espiritual es una labor que se lleva a cabo en conjunto con la naturaleza, algo así como la jardinería. En nuestros jardines y huertos, los milagros suceden como respuesta a nuestro trabajo amoroso y continuo. Si sembramos una semilla hoy, no podemos esperar una cosecha mañana. Los resultados de largo alcance resultan de un esfuerzo sostenido. Todos los clientes mencionados en este libro continuaron con sus tratamientos por un tiempo extendido. No imparto un solo tratamiento o dos.

Segundo, aunque he obtenido algunos buenos resultados trabajando con clientes a larga distancia, raras veces practico así, y jamás con personas con quienes no haya trabajado ya presencialmente.

Hay viejas amistades a las que no agradecí y amistades nuevas que trabajaron desprendidamente para abrir un camino para esta medicina. Les pido a todas que acepten mi más profundo agradecimiento de parte de las personas que un día serán tocadas por el espíritu de una planta.

Tabla de contenido

Prólogo

por Hal Zina Bennett, Ph.D.

Hal Zina Bennett es autor y coautor de más de 30 libros excelentes sobre la salud integral, la espiritualidad y la conciencia humana. Tres de sus libros más recientes son Zuni Fetishes: Using Native American Objects of Meditation, Reflection and Insight *y* Lens of Perception. *Este último es una exploración muy original de la conciencia humana y los poderes de la percepción.*

Conocí a Eliot Cowan hace unos diez años cuando la revista *Shaman's Drum* me pidió que colaborara con él en un artículo sobre el chamanismo botánico. En aquel tiempo, él llevaba menos de tres años trabajando con los espíritus de las plantas. Había tenido excelentes resultados y se esforzaba por integrar lo aprendido a su exitosa práctica de acupuntura en Sacramento, California.

Los escritos de Eliot me atrajeron, en gran parte por mi propio interés en la salud integral y el chamanismo. Yo había leído sobre pueblos indígenas de todas partes del mundo que practican la sanación asistiéndose de los espíritus de las plantas, y el proceso había despertado mi curiosidad. Sin embargo, la idea de que las plantas tienen almas y que los seres humanos somos capaces de comunicarnos con ellas iba en contra de todo lo que había aprendido durante largos años de aprendizaje académico. A la vez, por lo que había leído y escuchado sobre las sanaciones logradas de esta manera, me quedó muy claro que algo de cierto había, y que muchas personas habían recibido sanaciones milagrosas de parte de los hombres y mujeres chamanes que practicaban esta disciplina.

No obstante, aún hoy, parte de mí deposita toda su fe en el método científico, insistiendo en ver la "prueba" o por lo menos la evidencia empírica bien documentada.

El trabajo que hice con Eliot Cowan en su primer artículo abrió mis ojos. Comencé a ver las plantas de manera diferente.

Siempre me había sentido amado y cuidado durante mis contactos con la naturaleza. Al caminar por el bosque, sentía y me compenetraba con el espíritu del lugar. Reconocí cuán profundamente me habían conmovido vivencias tan simples como la de contemplar una flor o alimentarme de los vegetales frescos que cultivo en mi huerto. De repente comencé a preguntarme si quizás mi forma de responder al mundo vegetal era algo más que puro gusto estético.

Aunque no llegué a ver ni a comunicarme con los espíritus de las plantas —por lo menos de la forma que Eliot describe en estas páginas— definitivamente comencé a cambiar mi forma de relacionarme con las plantas. Sin duda son seres animados. Poseen y expresan el espíritu vital que mora en todos y que encierra la esencia del misterio de la vida misma. Cada planta parece proyectar una identidad propia —una personalidad, quizás— que nos comunica de qué se trata su esencia. Cuando comencé a observar más detenidamente, quedé convencido de que el carácter de cada planta es algo más que un juicio estético de mi parte. Me encontré muy atraído hacia la ortiga brava, por ejemplo, que muy generosamente bordea una vereda que descubrí mientras acampaba en el norte de California. Definitivamente, la atracción que sentí tiene poco que ver con su belleza física, pues la ortiga presenta espinas amenazantes que te queman la piel cuando tocas sus hojas. Sin embargo, de alguna manera entendí que esta planta tiene un espíritu generoso y servicial. Durante una excursión al bosque, un amigo y yo fuimos atacados por una nube de mosquitos. Cuando miré a mi alrededor a ver si encontraba una forma de aliviar el picor de las ronchas que me cubrían el cuerpo, me encontré enfocándome en las plantas de ortiga que crecían en las riberas del riachuelo. Con cuidado, corté un par de docenas de sus hojas, las cociné al vapor por unos veinte minutos y me pasé las hojas (parecían espinacas hervidas) sobre la piel. Casi en seguida, el picor dejó de molestarme y las ronchas se achicaron. Mi compañero hizo lo mismo y también sintió alivio.

Luego, al salir del bosque, hablé con otros acampadores sobre nuestra experiencia. Dos personas mayores dijeron que ellos también habían utilizado la ortiga brava con el mismo propósito. Además, nos dijeron que un té hecho de ortiga es un remedio excelente para la diarrea y que —a la vez— tiene fama de estimular el sistema inmunológico para así lidiar con las infecciones. Otra mujer nos dijo que las hojas de ortiga hervidas son sabrosas; ella siempre las mezcla con los alimentos deshidratados que lleva en sus excursiones por las montañas.

Mientras tomaba conciencia sobre cuán compleja es nuestra relación con el mundo de las plantas, comencé a hacerme otra serie de preguntas. Como sentí más respeto que nunca por la antigua tradición de la herbología médica —ciencia que sentó las bases de nuestra farmacopea moderna y que continúa ejerciendo un impacto sobre este campo— me pregunté, ¿cómo aprendieron los primeros sanadores sobre los beneficios medicinales de plantas como la digital, (hoy, ingrediente principal de la digitalina, que trata varias enfermedades cardíacas)? No me parece muy factible que hayan sido descubiertos al azar, por casualidad o por un proceso de pruebas y errores. Me parece razonable presumir que de alguna manera los antiguos sanadores lograron comunicarse directamente con las plantas o que intuitivamente "leían" lo que podrían ofrecer las plantas a los seres humanos.

Seguí interesado sobre cómo los seres humanos descubrimos los beneficios de las plantas. Durante sus últimos días de vida, mi madre me mencionó que su abuela, oriunda del norte de Michigan, había sido partera y botánica empírica. Jamás me lo había dicho. Le pregunté si sabía cómo mi bisabuela había aprendido su oficio. ¿Había estudiado con otros herbólogos? Mi madre no supo contestarme pero me dijo que su abuela iba al bosque a menudo a cosechar las plantas y que parecía sentir una gran reverencia por ellas, tratándolas como si fueran ángeles mandados a socorrer a los seres humanos. Mi madre también dijo que su abuela le había confiado que los animales tienen la habilidad para comunicarse con las plantas; que por ejemplo, un perro o un gato buscará exactamente la planta que le hace falta y se la comerá por sus efectos terapéuticos. Me contó que cuando su propia madre sufrió una hemorragia pos-parto, su abuela buscó plantas que crecían cerca de la casa y se las administró. Así detuvo la hemorragia casi al instante.

Cuando leí este libro por primera vez, recordé estos eventos, muchos de los cuales sucedieron desde mi primer contacto con Eliot, años atrás.

Comprendí que al ir a estudiar con sanadores tales como don José Ríos, don José Morales, don Guadalupe González y otros, Eliot había adelantado su investigación a pasos agigantados. En el proceso, logró rescatar conocimientos ya desaparecidos del mundo moderno. Además, logró integrar el uso de los sueños chamánicos para guiar y dirigir el proceso terapéutico a base de las plantas. Todo esto me indicó que a diferencia de tantos anglosajones que se han interesado por el chamanismo y otras cualidades de las sociedades indígenas,

Eliot siguió con sus estudios hasta llegar a una gran profundidad. Realizó esta tarea sensata y cabalmente, no porque se sentía atraído por una idea sentimental de la "vida indígena" sino porque sostenía un interés muy genuino en la sanación. Parecía estar impulsado por una misión, la de descubrir la forma más efectiva de trabajar con las plantas.

Leí este libro de rabo a cabo, estimulado e impulsado por la humildad, integridad y entrega del autor. Entonces, entendí que este hombre, mejor que nadie, describe la esencia de las antiguas formas de saber.

Eliot no sólo evita sensacionalismos y exageraciones sentimentales al describir a sus maestros sino que comunica con firmeza sus defectos, logrando presentar su sabiduría a pesar de éstos. Se enfrentó con su propio escepticismo y pudo viajar más allá de la incredulidad para poder descubrir, practicar y enseñar a otros todo lo que había aprendido.

Creo que le debemos a Eliot nuestro agradecimiento. Muchas personas han hablado sobre la importancia de viajar a lugares remotos donde el chamanismo y las antiguas tradiciones botánicas todavía se practican (aunque estas disciplinas están en peligro de extinción debido a la forma en que la civilización moderna se adueña de sus hábitats). La industria farmacéutica gasta millones de dólares para internarse en los bosques lluviosos, cada vez más reducidos, en busca de compuestos químicos provenientes de las plantas sanadoras. Y aquí tenemos a Eliot, un solo hombre, por largos años aprendiz de sanadores y maestros de tradiciones antiguas hasta convertirse él mismo en sanador y maestro, ansioso por compartir sus valiosos conocimientos con todos nosotros.

Este libro es completamente original. Por un lado, nos relata numerosas historias de las aventuras del autor. Por otro, nos transmite la sabiduría que quizás se hubiera perdido para siempre si no fuera que su valor, su curiosidad y el deseo de servir lo motivan a dedicar su vida al arte de sanar.

Eliot es un hombre moderno que descubrió una forma de investigar sobre la sabiduría del pasado y reintegrarla en nuestro presente antes que ésta sea olvidada para siempre. Su labor aporta a nuestra reconexión con los poderes de las antiguas tradiciones intuitivas que pueden servirnos en nuestro diario vivir. Sus esfuerzos aportan un tesoro de herramientas dirigidas a sanar no sólo nuestros padecimientos personales sino también la violenta herida que nos separa del mundo natural y del mundo del espíritu.

Palabras de las traductoras

Decir que este libro me cambió la vida sería poco. Al leerlo lloré como la exiliada que regresa por fin a su verdadero hogar. Mediante un texto provocador, Eliot Cowan explora el carácter sagrado de la sanación y facilita nuestro acercamiento al alma verde del planeta que habitamos.

En estas páginas conocí la esencia de un gran maestro. Durante su curso de botánica espiritual, Eliot me enseñó a conocer y recrearme en la divinidad que anima las plantas y los cinco elementos —fuego, tierra, agua, plantas y metal— que según la milenaria cosmovisión de la China, conforman nuestro mundo terrenal. También me enseñó técnicas de sanación que estarán siempre a mi alcance. Más importante aún, me ofreció una visión de integridad, equilibrio y flexibilidad que me sirve de norte mientras procuro vivir más a tono con mi propósito más pleno y sagrado.

Traduje *Alma Verde* (originalmente *Plant Spirit Medicine*) con el deseo de compartir con los hermanos hispanoparlantes este acercamiento a la sublime divinidad que late en todos los seres vivientes. Para el autor, siento mucha gratitud y el más profundo respeto.

—*María Benedetti*

Benedetti es educadora etno-botánica y autora de *¡Hasta los baños te curan! Plantas medicinales, remedios caseros y sanación espiritual en Puerto Rico*, *Sembrando y sanando en Puerto Rico: Tradiciones y visiones para un futuro verde*, *Bendiciones Botánicas para Boriquén* y otros. Vive en Cayey, Puerto Rico.

Cuando mi buena hermana me invitó a corregir la traducción de este libro, acepté de corazón pues cada proyecto propuesto por Benedetti resulta ser una aventura plena de oportunidades para aprender y crecer. Aun así, ¡cuántas sorpresas me esperaban! Al identificarme con las historias, las visiones, los sentimientos y los padecimientos que aquejan a la humanidad, la lectura me fue transformando. Sentí que este libro había sido escrito para mí. La "corrección" del texto se tornó en un proceso bien significativo —a veces doloroso— de descubrimiento, de aceptación y de humildad al rendirme ante mi Creador y ante mi misma.

Durante el proceso de asimilar el contenido de esta lectura, mis sueños fueron mucho más vívidos y significativos que nunca antes. Las preguntas personales formuladas por Eliot sobre nuestra relación con cada uno de los elementos me sirvieron de recurso poderoso y temerario para encarar los fantasmas que durante años mantuve en el armario. Las entrevistas también me ayudaron profundamente, especialmente la de Abuela Bertha al hablar de lo tentador que es dejar a un lado nuestras verdaderas responsabilidades espirituales . . . y los resultados devastadores que esto conlleva.

Al analizar el texto más detenidamente, comencé a aplicar las lecciones y me rendí a los cambios que la lectura de este libro trajo a mi vida. Estoy segura que este extraordinario libro brindará la misma oportunidad a cada lector.

—Laura Rosario Cotte Emmanuelli

Estudiosa de la literatura comparada, Cotte Emmanuelli labora en Puerto Rico y los Estados Unidos como traductora, correctora y editora de libros, propuestas, revistas y otras publicaciones.

Primera parte

Las plantas,
su alma verde,
su medicina

1

Sueños con el alma verde

Mi amigo Peter Gorman camina por una vereda en la selva del Amazonas al lado de un hombre indígena del pueblo matses. Luego de armar una trampa para jabalíes, el indio aprovecha la caminata para señalar algunas de las plantas medicinales que crecen a lo largo del sendero.

Al llegar a la aldea, Peter llama a su intérprete y corre a la choza de su amigo el cazador. Le explica que no tenía su libreta durante la caminata y que sería imposible recordar todo lo que le había enseñado. ¿Sería tan amable de repetirle lo que le había explicado sobre cómo las hierbas se preparan y para cuáles condiciones se pueden utilizar?

El chamán-cazador le sonríe y comienza a reírse. Invita a todas sus esposas y a sus hijos para que se rían también. Cuando se cansan de reír, el chamán explica: "Lo que te dije por el camino era simplemente para presentarte a las plantas. Si tú piensas utilizar una planta, el espíritu de la planta tiene que visitarte en sueños. Si el espíritu de la planta te explica cómo prepararla y cuáles condiciones curará, la podrás usar. De otra manera, no te servirá de nada. ¡Muchacho, qué chiste más bueno nos has hecho! ¡Me acordaré de ti, amigo"! El cazador vuelve a reírse.

Al mismo tiempo, en Connecticut, una compañía de la industria farmacéutica se comunica con un instituto de estudios chamánicos. La compañía expresa su interés por conocer a varios chamanes del Amazonas con el fin de familiarizarse con las plantas medicinales de la región. Proyecta sacar muestras de las plantas, aislar las moléculas activas y luego reproducirlas en su laboratorio.

Me imagino el encuentro en el Amazonas: Los científicos de la farmacéutica se apurarán por enviar sus especímenes al laboratorio a toda prisa. Los chamanes se reirán a carcajadas al recibir sus honorarios. La industria invertirá millones de dólares, pero al momento de estudiar los compuestos químicos de las plantas, sus descubrimientos resultarán en una retahíla de desilusiones. Los chamanes serán difamados, pero no les importará. Seguirán en la selva sanando con las plantas que han utilizado durante siglos.

La compañía norteamericana va a la selva cegada por creerse dueña de una tecnología superior. Sueña sólo con las ganancias que obtendrá de cada droga nueva que logre patentar. A nadie se le ocurre preguntarles a los chamanes cuáles son los ingredientes activos. Y si se le ocurriese preguntar, no le gustaría la respuesta. En el mundo del chamanismo botánico, la amistad es el único ingrediente activo. La amistad es la esencia misma de la botánica espiritual. Un alma verde sana a una persona como favor al chamán, su amigo-en-sueños.

Para la gente del Amazonas, esta verdad es algo elemental. Cualquier niño de cuatro años de edad la entiende. Por eso el chamán-cazador del pueblo matses llamó a sus hijos para que se rieran de mi amigo Peter. ¡No podían creer que una persona mayor fuera tan ignorante!

Los matses y muchos otros pueblos no-europeos entienden que la raza humana comparte los dones de inteligencia y espíritu con toda la naturaleza. Por lo tanto, estamos emparentados con toda la creación. Los pueblos tradicionales tienen sus chamanes que logran comunicarse directamente con los espíritus de la naturaleza. Los chamanes se hacen amigos de los espíritus de la naturaleza e invocan estos espíritus para que les ayuden a resolver los problemas que afectan las comunidades humanas.

La botánica espiritual es un acercamiento chamánico a las plantas. Los chamanes reconocen que las plantas tienen espíritu y que este espíritu constituye la medicina más poderosa. El espíritu de una planta puede sanar los lugares más recónditos del corazón y del alma humanos.

Lo que digo no tiene nada de exótico. No se deje llevar por el cuento del Amazonas. Si usted quiere conocer las plantas sanadoras más poderosas del mundo, simplemente abra su puerta y mire a su alrededor. Verá que siempre le rodean. Si no me cree o si prefiere los lugares románticos, puede ir a buscarlas en un sitio lejano. No importa el lugar; si se queda allí por un tiempo, tendrá que pasar por el mismo proceso: el de trabajar con las plantas silvestres de su entorno.

A tono con esto, quiero contarle sobre algo que sucedió hoy cerca de mi casa. A primera vista, le parecerá que no tiene nada que ver con nuestro tema, pero tenga paciencia; dentro de poco verá que sí.

Fui a visitar a mi amigo José Benítez Sánchez del pueblo huichol. En algunos círculos José es bien conocido como artista profético. Su pueblo lo reconoce como chamán. José vive a tiempo parcial en una aldea cerca de Tepic, México. A veces reside en la ciudad turística de Puerto Vallarta, donde fui a buscarlo.

Al acercarme a su casa en uno de los barrios más humildes de la ciudad, recordé cómo había conocido a José un año atrás: Desde el punto de vista de los huicholes, este hombre gana muchísimo dinero. Mas al recibirme en su hogar, observé que tenía una sola pertenencia de valor: un ventilador eléctrico. Nuestra visita fue breve, pues mi amigo salía dentro de un par de horas para una cita con el Presidente de México. Sonriendo, José me confesó que no tenía dinero para pagar el autobús. Miró hacia su pantalón raído y me dijo que tampoco tenía un pantalón adecuado para la ocasión. Quizás intuyó que yo me preguntaba por qué un hombre tan exitoso fuera a la vez tan pobre . . . y me contó la siguiente historia:

> Cuando yo era niño, admiraba mucho a mi abuelo, un chamán poderoso. Un día, cuando vio que yo había alcanzado la edad del entendimiento, mi abuelo me dijo: "José, existen dos clases de poder que uno puede ir adquiriendo. Un tipo de poder se utiliza para beneficio personal. El otro tipo de poder se utiliza para ayudar a tu pueblo. Puedes andar por el camino del primer tipo de poder o por el camino del segundo. Pero recuerda siempre que el segundo camino es el de la felicidad".
>
> Mi abuelo fue un hombre muy sabio, así que tomé su consejo y ando por el segundo camino. Cuando los dioses me brindan algo, enseguida lo ofrezco por el bien de mi pueblo.

José irradiaba felicidad. Aparentemente su abuelo sabía de lo que hablaba. Busqué en mi maleta, saqué un pantalón, y se lo regalé junto con el dinero para el autobús. José aceptó estos obsequios sinceramente agradecido, sin demostrar ni una pizca de sorpresa. Cuando salió a reunirse con el Presidente, sentí que él me había adelantado un paso por el camino de la felicidad.

Al andar por la calle recordando aquella primera reunión, vi que José caminaba hacia mí. En aquellos tiempos, José era un hombre macizo y apuesto de unos cincuenta años. Llevaba un pantalón largo, camisa de manga corta y sombrero de vaquero. La única señal de su herencia indígena era el bolso huichol de intenso colorido que colgaba de su hombro.

Me invitó a entrar en su casa y nos sentamos a la mesa al lado de dos cuadros sin terminar. Hablamos un rato sobre el peregrinaje que él guiaría dentro de pocos días. Entraban y salían niños. Una joven escuchaba desde afuera con su barbilla pegada a la mesilla de la ventana abierta. Eventualmente mencioné el propósito de mi visita:

"Quiero pedir su consejo sobre algo, don José".

¡"Adelante, hermano"!

¿"Conoció usted a un viejo, un gran chamán llamado don José Ríos? Le decían Matsuwa".

"Matsuwa, sí. Fue pariente mío".

"Pues yo lo conocí hace tiempo y me ayudó. Tres años atrás, mi padre se moría de cáncer y quería que lo ayudara un chamán; así que fui a ver a Matsuwa. Para aquel tiempo vivía en Las Blancas".

Con un movimiento de cabeza, José me indicó que continuara.

"Cuando llegué, encontré que Matsuwa estaba igual de enfermo y débil que mi papá. No podía salir de la cama. Gemía del dolor. Me dijo que el dolor en las piernas lo mataba. Tendido en el suelo bajo el sol caliente, aún tiritaba de frío. Tuve que envolverlo en una manta".

La mirada de José reflejó la angustia de aquel momento.

"Se me ocurrió intentar ayudar a Matsuwa. Le ofrecí un tratamiento. En seguida dejó de temblar y me pidió que retirara la manta. También dejaron de dolerle las piernas, aunque estaba tan débil que no logró levantarse. Cuando los vecinos vieron lo que había pasado, me pidieron que también les ayudara. Uno de los sobrinos de Matsuwa me llevó a ver a su papá quien recién había sido atropellado por un tren y no podía andar. Mientras caminamos hacia la casa de su padre, el joven me preguntó si yo creía en la manera huichol de sanar, usando plumas de aves. Le contesté que sí. 'De hecho', le confié, 'tu tío me ayudó mucho con sus plumas. Me encantaría aprender sobre la tradición de sanación huichol'."

Continué: "El joven me dijo que un hombre de la aldea tenía un gran don para sanar con plumas. Había estudiado su arte durante un aprendizaje de cinco años. Como parte del aprendizaje, cada año realizaba un peregrinaje a la cima de una montaña cercana".

"Ese lugar se llama El Picacho", interrumpió José.

¡"Lo conoce"!, dije.

¡"Cómo no"!

"Pues regresé a los Estados Unidos y comencé a visitar El Picacho en mis sueños. Quisiera contarle lo que vi en mis sueños para que me aconseje, don José".

"¿Qué vio?", me preguntó.

"En la cima de la montaña hay una planicie, y allí crecen dos árboles. Hay una persona allí, un hombre huichol muy bajito de estatura. Tiene la cara redonda y las mejillas bien gorditas. Siempre sonríe y anda acompañado de un pequeño venado. El venado brinca y baila. El venado y el hombre me avisan que pueden ayudarme a sanar a la gente.

"He soñado con este lugar muchas veces. De vez en cuando vienen personas desde lugares lejanos y me piden que les brinde sanación. Cuando no sé qué hacer, les pido al hombre y al venado que ellos mismos hagan el trabajo por mí. Los resultados han sido excelentes".

"Así mismo es", dijo José.

¿"Qué quiere decir usted"? pregunté.

"El árbol que vio es el árbol del viento que crece en aquel pico. El hombre bajito también vive allí. Él es la magia del árbol del viento. Si usted va al Picacho, podrá conversar con él así como hablamos nosotros ahora. En español, claro, porque usted no entiende el huichol".

José siguió: "Yo he visto ese hombrecito. Cruza por mi camino cuando estoy de peregrinaje, cuando voy a visitar a los dioses. Le pido permiso para pasar. Le explico que voy a otro lugar y me deja seguir. Es tal como usted lo describe: bien bajito y cachetón con los labios gruesos. Él es viejísimo pero a veces parece joven. El venado también vive en El Picacho. A veces la cornamenta del venado aparece sobre la cabeza del hombre. Eso es parte de la magia del árbol del viento, el cual también vio en sus sueños. El árbol del viento enseña a la gente a sanar. También le enseña música. En nuestro pueblo hay un músico reconocido en todas partes del mundo. Fue el árbol del viento que le enseñó".

"Usted dice que un árbol del viento crece en el pico", dije. "Pero en mis sueños, hay dos árboles".

"Los dos son el árbol del viento", contestó José. "Uno representa el cuerno izquierdo del venado y el otro representa el cuerno derecho. Muchas personas peregrinan hasta allí y ofrecen su sacrificio al árbol del viento en El Picacho. Eso es muy bueno. Como usted ya lo ha soñado, sería muy bueno que fuera. El hombre que vio vive allí. Vaya con fe y pídale que aparezca ante usted para que pueda aprender de él. Él le complacerá. Sin embargo, es preciso que consulte primero con alguien que ya conoce la magia del Picacho, alguien que haya hecho el sacrificio. Yo no soy esa persona pues raras veces voy hasta allí. Me ocupo de otros peregrinajes, otros sacrificios. Ahora bien, en mi pueblo, hay alguien que conoce la montaña muy bien. De hecho, es otro pariente de José Ríos, Matsuwa. Se llama Guadalupe González Ríos. Él es un hombre muy bueno y generoso con sus conocimientos. Mañana iré a mi pueblo. Cuando vea a don Lupe, le contaré sobre lo que hemos hablado. De hecho, tal vez usted pueda participar de una fiesta que haremos cuando regresemos del peregrinaje. Así podremos hablar los tres. Debemos llegar el día 24".

¿"Qué día cae"?

"El jueves, creo".

¡"El viernes"! dijo la joven desde la ventana. Ésta fue su primera aportación.

¡"Qué lástima"! exclamé. "Para el viernes estaré ya de vuelta en Estados Unidos".

"No importa. Venga a mi casa cuando regrese e iremos a mi pueblo juntos. Quizás nos acompañe otro hombre que ha soñado con el árbol del viento. Alemán, él".

"Francés", dijo la muchacha.

Cuando joven, a veces yo despertaba por la noche con la solución a una ecuación matemática que durante el día se me había hecho imposible. Jamás le conté a nadie que había hecho mi asignación de álgebra mientras dormía. Tenía miedo de que la gente me considerara extraño. Al tiempo, dejé de soñar así.

Años más tarde, descubrí que no es nada extraño aprender mediante los sueños. Hoy día, me fascina preguntarle a la gente si ha soñado con algo que después llegó a pasar. Un 75% de la gente dice que sí, que ha tenido sueños proféticos . . . y todos soñamos que estamos fuera de la alcoba donde yacemos dormidos. Cuando soñamos podemos viajar fácilmente a lugares distantes. Podemos enterarnos del futuro o recibir mensajes que nos ayuden a entender y resolver nuestros problemas.

En nuestra sociedad, estos maravillosos poderes del sueño casi siempre permanecen latentes. Pero los huicholes de México y los matses del Amazonas entienden que el aprendizaje logrado mediante un sueño es el verdadero aprendizaje. Los occidentales modernos respetamos el aprendizaje racional y analítico, método afilado y pulido desde los tiempos de la Grecia antigua. Pero los chamanes han amolado y pulido otro método: el de aprender soñando. No es racional ni analítico pero funciona sumamente bien.

Al practicar este método, la clave del éxito es permanecer conciente —durante el sueño— de lo que uno desea aprender o lograr. La vía que uno toma para entrar en este estado del sueño tiene poca importancia. Algunos chamanes simplemente duermen y sueñan sobre lo que quieren soñar. Otros ingieren plantas enteógenas. Otros escuchan ciertos ritmos repetitivos que les inducen un tipo de sueño. Yo utilizo el ritmo de un tambor.

Hace varios años, cuando escuché sobre El Picacho por primera vez, anhelaba aprender de los espíritus de aquel lugar. Con las exigencias de una concurrida práctica de acupuntura, la crianza de mis hijos y las atenciones requeridas por mi padre moribundo, me fue imposible visitar el pico personalmente. Así que decidí visitarlo en un sueño. Prendí una vela y un poco de incienso para crear una atmósfera conducente al viaje, me acosté boca arriba y me relajé. Afirmé mi intención de visitar el lugar sagrado y de reunirme con los espíritus benévolos que podrían habitar el lugar. Al escuchar la grabación de un ritmo fuerte y repetitivo, mi estado de conciencia se fue alterando. Mis ayudantes en el sueño aparecieron y me llevaron volando hasta el pico donde vi —y viví— lo que le llegué a contar a José Benítez Sánchez años después.

Mi conversación con don José me confirmó que mi sueño corresponde a una antigua tradición. Como huichol y como chamán, él no tuvo dificultad en aceptar que yo había dado con el espíritu de un árbol que podría ayudarme a sanar a la gente. En cambio, a mí —un norteamericano anglosajón de clase media—

durante años me fue plagando la pregunta: ¿"Me lo estoy inventando"?

¿Me lo estoy inventando? Ésta es la pregunta, el monstruo que enfrenta cada persona del mundo occidental moderno que viaja por el mundo de los sueños. Hay una sola manera de dominar este monstruo: simplemente ponga el sueño a prueba a ver si funciona. Si la magia del árbol del viento puede sanar a la gente, ¿importa en realidad si lo estoy inventando?

Hace varios años guié a un grupo de mis estudiantes a soñar con la medicina del sauce llorón. Estábamos sentados en un círculo compartiendo nuestros sueños. Un hombre, médico de profesión, dijo que había un aspecto de su sueño que no sabía interpretar. "Una y otra vez," nos dijo, "el espíritu del sauce me repetía: ¡"Mira hacia arriba! ¡Mira hacia arriba! ¡Mira hacia arriba siempre"!

Luego de un mes, el médico me contó la siguiente historia:

> Me pareció que una de mis pacientes se podría beneficiar de la medicina del sauce llorón, así que se la he dado tres veces ya. Cuando regresó después del primer tratamiento, mientras miraba fijamente un sauce que crecía en un tiesto frente a la ventana, insistió en saber "qué contenía esa maravillosa medicina". Para mi sorpresa, de repente me dijo: "Esa planta es tan preciosa. Me gustaría convertirme en esa planta".
>
> Yo le pedí que me describiera cómo el tratamiento le había ayudado y ella mencionó mejorías en una larga lista de síntomas físicos. "Pero", dijo, "lo más importante es que no me había dado cuenta de lo deprimida que he estado durante toda mi vida. ¡Yo cargaba tanta negatividad! Fue como si tuviera los ojos mirando siempre hacia abajo, al piso . . . y sólo me percataba de la mugre. Pero desde que salí de esta oficina, he escuchado una voz diciéndome: ¡'Mira hacia arriba! ¡Mira hacia arriba! ¡Mira hacia arriba siempre'! Y ahora es como si por primera vez estuviera viendo la belleza que me rodea".

En ese momento, le revelé que la planta de la ventana era el sauce y la medicina que había tomado lo era también. Luego compartí con ella acerca de mi sueño con el sauce. Le dije que yo había escuchado la misma voz diciendo: ¡"Mira hacia arriba"! Se conmovió tanto que lloró. La próxima vez que vino para un tratamiento trajo un poema de agradecimiento para el espíritu del sauce.

Las experiencias de mis estudiantes, las del médico y su paciente: ¿dónde tuvieron su origen? ¿Existe tal cosa como el espíritu del sauce llorón? Su existencia, ¿importa? Evidentemente, le importó mucho al médico. Pasado un tiempo decidió que lo habíamos inventado todo y dejó de practicar el chamanismo botánico.

Por mi parte, podría decir que el alma verde de las plantas me persigue. Yo creía que visitaba a José Benítez Sánchez para enterarme de una modalidad de sanación basada en el poder de una montaña sagrada y un venado bailador. En cambio, aprendí que todo gira alrededor de la magia del árbol del viento, así que regresé al principio, aprendiendo sobre la sanación que nos brindan las plantas.

2

Las plantas

Es el 1970 y me encuentro en exilio voluntario de la ciudad. Procuro vivir de la tierra en el norte de Vermont. Es temprano en la primavera y el suelo aún está cubierto de nieve. Pronto tendré que arreglar la cerca y me harán falta unos buenos estacones. Armado de machete y serrote, camino hacia la parte de la finca que más me gusta: el humedal de cedros que rodea la cascada.

El sol brilla y resplandece, pero el aire está frío. Al entrar en el bosque escucho el viento filtrándose entre las ramas de cedro. Tomo una pizca de sus hojas siempre verdes y las estrujo entre mis dedos. Inhalo y saludo a los árboles con una breve reverencia. Aquí los cedros crecen en pequeñas familias; varios troncos comparten una sola base de raíces. Entre estas familias de cedro hay praderas en miniatura que pronto se poblarán de diversos pastos y flores silvestres. Estaré dos o tres días trabajando en este lugar, creo. Con la sierra de motor, podría cortar todos los estacones antes de caer el sol. Tomo nota mental: ¡No traigas la sierra de motor jamás!

Nunca he trabajado solo cortando estacones para una cerca. Tengo la libertad de hacerlo a mi manera. ¿Cómo lo quiero hacer? Si yo estuviera creciendo en este humedal, ¿cómo me gustaría que se hiciera? Miro al cedro más cercano y le pregunto cómo debo cortar los maderos. No espero que me conteste, claro está, y no escucho ninguna respuesta. ¿O sí? De repente me queda perfectamente claro cómo voy a serrar los estacones. De cada grupo de troncos, escogeré uno que esté apiñando a los demás. Con mucho cuidado, cortaré ese tronco, le quitaré las ramitas y dejaré los deshechos encima del tocón. De esa manera, no mataré ningún árbol; tampoco ahogaré las praderas con montones de madera cortada. Dejaré la arboleda más sana, más hermosa que cuando la encontré. Esto probablemente me tomará un día más, pero no importa.

El poeta Gary Snyder dice que la forma en que matamos nuestros animales de granja resulta en una racha interminable de mala suerte para nuestra sociedad. Creo que este pronunciamiento es a la vez interesante y acertado. Se basa en lo que en el Oriente se conoce como la ley del karma. Aquí, expresamos la misma idea mediante refranes: "Lo que das, recibes" y "Quien a cuchillo hiere, a cuchillo muere". Muchas personas han expresado preocupación e indignación por la manera desnaturalizada en que viven y mueren los animales de granja. Snyder, quien *no* es vegetariano, fue el primero en señalar que al igual que todos los actos humanos, nuestra conducta con los animales rebota hacia nosotros. Si tomamos la vida de los animales sin respetarles y agradecerles su sacrificio, nosotros también estaremos sujetos a la crueldad y la humillación. Esto no refleja un destino cruel ni una naturaleza injusta. Simplemente, somos nosotros mismos quienes creamos nuestra desdicha.

Por lo tanto, ¿no valdría la pena considerar nuestra relación con las plantas? Quizás la cualidad más curiosa de esta relación es que necesitamos de las plantas pero ellas no necesitan de nosotros. Los seres humanos somos completamente dependientes de las plantas para satisfacer nuestras necesidades de alimento, albergue, vestimenta, medicina, combustible y de la vasta diversidad de petroquímicos que utilizamos. ¡Hasta la carne está hecha de plantas! En cambio, las comunidades de plantas sobreviven magníficamente sin los seres humanos. Parecería que sólo ofrecemos a las plantas sufrimiento, destrucción y la amenaza de su extinción.

Aquí podemos percibir algo del rebote kármico. Estamos acabando con los bosques. Destruimos y alteramos los fundamentos mismos de la vida vegetal: tierra, aire, agua y luz solar. Esto no sólo es homicida, sino suicida. Bajo estas circunstancias, es extraordinario que las plantas sean tan bondadosas con la especie humana. ¿Por qué son tan generosas las plantas? ¿Por qué somos nosotros tan despiadados?

En un momento dado se nos extravió la experiencia de la unión. Nuestro estilo de vida moderno apoya la triste mentira de que somos distintos, separados de la naturaleza. Esta mentira nos condena a vivir enajenados, aislados y secos por dentro. Digo que es mentira porque en el corazón de todos los seres brilla una sola conciencia que nos une.

Esta idea de que somos diferentes y separados de la naturaleza promueve la indiferencia en nuestro corazón. Si nos sentimos alejados del bosque, si no nos identificamos con el bosque, si creemos que no *somos* el bosque, estamos más predispuestos a explotarlo o a dejar que otros lo exploten por nosotros.

En cambio, las plantas no se han cegado por la ilusión de que son distintas a todos los otros seres. Observe cómo una planta cualquiera se relaciona con la tierra, el aire, los minerales, los animales y los insectos. Su presencia enriquece y beneficia a todo lo que la rodea. Las plantas viven unidas a la naturaleza porque *son* la naturaleza. De esta unión nace su insólita generosidad hacia nosotros y hacia todas las demás criaturas del planeta.

Por primera vez sueño con una planta. En el lugar donde crece el llantén veo una doncella con enormes alas que brotan de sus hombros. Me consta que ella es el espíritu del llantén. Me le acerco y me presento. Ella me pregunta por qué he llegado.

"Primero que nada," le digo, "quiero agradecerle la ayuda que nos ha brindado a mí y a mis amigos a través de los años. Sus hojas han sanado muchas heridas. Ahora vengo a pedirle otra clase de ayuda, algo más

profundo. Las heridas físicas de mi pueblo son poca cosa comparadas con el dolor en nuestros corazones y la contaminación de nuestras mentes. ¿Podría también ayudarnos a aliviar esta clase de sufrimiento"?

El hada del llantén salta de su hoja y vuela hacia mí. Por un momento queda suspendida frente a mí mirándome a los ojos intensamente. Luego sonríe y me dice: "Claro que les ayudaré. Mis hermanos y hermanas también les ayudarán. Nos alegra mucho hacerlo. Hemos estado esperando doscientos años por que alguien de aquí nos pidiera esta clase de ayuda. No podemos hacer nada a menos que se nos pida".

"No podemos hacer nada a menos que se nos pida". ¡Vaya sutileza de expresión! Sólo una planta tendría tanta humildad. Mire lo que hacen las plantas cuando se les pide. ¡Toda la civilización es un monumento a la sobreproducción de granos, gracias a la generosidad de las plantas! Desde los comienzos de la historia, las plantas nos suplen de todo lo que les pedimos. Nuestra sociedad valora la comodidad, así que nos hemos dirigido al mundo de las plantas en búsqueda del bienestar físico. Esto está bien hasta cierto punto, pero no nos acerca mucho a la verdadera satisfacción. Si por un momento pudiéramos olvidarnos de la búsqueda de la comodidad y les pidiéramos a las plantas que nos ayudaran a encontrar la felicidad, la verdadera riqueza y el significado de la vida, ¿existe una razón para suponer que no compartirían estos tesoros con nosotros tal cual han compartido todo lo demás? Sería ignorancia o arrogancia pensar que las plantas son simplemente unas criaturas brutas que desconocen el éxtasis.

Toda la creación disfruta del éxtasis de sentirse una con la naturaleza. Una vida sin el profundo gozo de sentirse parte del todo no es vida; no vale la pena vivirla. Sin el éxtasis, el alma se encoge y se pervierte; la mente se corrompe y el cuerpo adolece. El intenso gozo de sentirnos unidos a la naturaleza es parte de la buena salud.

Este gozo, este éxtasis, es necesario para el bienestar; es requisito para la supervivencia.

Recientemente, mis alumnos trajeron al salón a sus pacientes para que yo los tratara. Uno de los pacientes, un hombre cincuentón, recién salía del hospital. Padecía de leucemia y estaba próximo a morir. El hombre había abandonado su carrera artística. Deambulaba entre diversas modalidades de sanación en búsqueda de un tratamiento que le evitara el dolor de sus últimos días. Un viaje-en-sueños a su alma me reveló un paisaje interno estéril e inhóspito, un desierto insondable. Traté a este hombre con los espíritus de dos plantas. Unos días después volví a mi hogar en México. Más tarde, recibí esta carta del alumno que se mantenía en comunicación con el paciente:

> El hombre leucémico que vimos a principios de mes me llamó para decirme que el tratamiento le había venido muy bien y que quería verme para recibir otro. Cuando llegó, me contó que el día después del tratamiento se despertó en lo que él llamó "un estado de conciencia diferente" que lo ha acompañado hasta el día de hoy. Habló de haber estado "en recogimiento", pues regresó a una isla donde su familia había pasado mucho tiempo. En aquel lugar, visitó una piedra tallada con la que una vez se había comunicado. Esto tenía mucho significado para él.
>
> La semana pasada comprobó que el conteo de glóbulos blancos en su sangre se había reducido a la mitad, así que su médico redujo igualmente la dosis del medicamento que toma para normalizarlo. Hace unos días, limpió su estudio de arte y comenzó a pintar de nuevo. Ha tenido muchos "sueños lúcidos y sanadores".
>
> Al anticipar su tratamiento, tomé la decisión de canalizarle el espíritu del verbasco. El día antes del tratamiento encontré una planta de verbasco creciendo en un barranco. Antes de que el señor llegara, volví a soñar con el verbasco. Fui transportado a un lugar donde me esperaba un cuervo al costado de una colonia de plantas de verbasco. Más allá, se veía un árbol. Entre sus ramas, vi un nido hecho

de plumas de cuervo y hojas de verbasco. Se me ocurrió que en ese lugar alguien necesitado de alimento espiritual podría recibir muchas bendiciones y que luego, al estar listo, volaría a otra parte.

Cuando llegó nuestro paciente lo traté con el espíritu del verbasco. Acostado en la mesa, escuchó el llamado de un cuervo. Comenzó a contarme que una vez alguien le había regalado un pichón de cuervo a su novia y —como ella no lo quería— él le hizo un nido y lo cuidó durante meses. Habló de su profunda conexión con el cuervo y de lo mucho que había aprendido sobre la manera de ser de los cuervos. Cuando llegó el momento propicio, el cuervo voló del nido.

Lo más interesante de esta historia es que el paciente entró en "un estado de conciencia diferente". Este nuevo estado de conciencia permitió que recibiera sanación mediante sus sueños. Permitió que se conectara con la magia de la naturaleza que había amado de joven, y su cuerpo respondió luchando contra su enfermedad. La prueba de la sanación fue que limpió su estudio y comenzó a pintar una vez más. En otras palabras, resucitó; volvió a la vida.

Gracias a su gozosa conexión con la naturaleza, ahora este hombre tiene una posibilidad de supervivencia. Antes de su transformación no tenía ninguna. Ahora bien, la sanación no significa necesariamente que una persona evite la muerte. La sanación sí nos permite vivir con mayor plenitud. Espero que este artista siga adelante para disfrutar de una vida larga y productiva, pero aun si se muere mañana, su sanación fue exitosa porque mediante ella volvió a vivir plenamente.

Con el doble fin de protegerme y a la vez iluminarle a usted, tomo un momento para aclarar que yo no tenía nada que ver con el diagnóstico de leucemia ni traté al paciente para esta condición. La botánica espiritual no diagnostica ni trata enfermedad alguna. No estoy diciendo que un preparativo botánico en particular puede curar una enfermedad. En el capítulo doce explicaré que los síntomas de la persona no tienen absolutamente nada que ver con la selección de una planta amiga.

Hay muchos ejemplos de cómo las plantas se entregan a la tarea de ayudarnos a revivir nuestra íntima y gozosa relación con la naturaleza. Un muchacho de 16 años vino a verme quejándose de una alergia severa al polen. El joven trabajaba a tiempo parcial como jardinero, así que su condición representaba un impedimento mayor. Cuando llegó para su segundo tratamiento, me preguntó: ¿"Qué rayos era aquella medicina rara que me dio"? Le pregunté por qué la encontraba rara y me contestó que: "Al caminar de su oficina a mi casa, ¡todos los árboles y arbustos me saludaban!" Entendí que de esa manera las plantas le habían señalado su buena voluntad y su deseo de tener una relación más amistosa. De hecho, el polen jamás volvió a molestarlo.

Después de un tratamiento, otras personas han vuelto al consultorio para decirme que se sienten acompañados, que ya no están solos; algunos cuentan que "están enamorados del planeta". Un par de personas informan que ahora ven "hadas en el patio".

Karen, una mujer de veintitantos años, me contó una de las historias que más disfruto de compartir. Ella sufría de depresión y un sinnúmero de padecimientos físicos. Yo había escogido tratarla con el espíritu de la salvia de colibrí, hermoso arbusto de la costa sur de California, donde yo vivía. Durante un sueño con esta planta, su espíritu se me presentó como un hombrecito jovial y musculoso, lleno de alegría y compasión. Vestía una gorra puntiaguda, una túnica medieval, leotardos y zapatillas con las puntas arqueadas hacia arriba. A continuación, las palabras de Karen después de su tratamiento:

Luego de salir de su consultorio me sentí tan cansada que fui a mi casa y me acosté. Estaba semidormida y comencé a soñar . . . pero el sueño era totalmente vívido y real. En el sueño sentí que otro ser entraba en mi cuerpo. No tenía miedo porque lo percibí como una buena persona: un hombrecito bonachón y divertido. Lo veía claramente. Era bajito y fuerte y vestía ropa al estilo antiguo. Sus zapatos tenían las puntas curveadas hacia arriba. Sentí que su presencia me brindaba algo que yo necesitaba.

Esa tarde sentí un fuerte deseo de ir a mi lugar especial en las montañas. Es un lugar muy particular cuyo olor me recuerda la salvia que crece en las Montañas Rocosas de Colorado, donde vivía hasta que murió mi mamá. No sé; quizás visito el lugar procurando sentirme como me sentía cuando la tenía a mi lado. El problema es que nunca logro rescatar el sentimiento de amor a la vida que una vez me acompañaba. Es como si "viera" este sentimiento con el rabo del ojo y desapareciera rápidamente. Pero esta vez, después del tratamiento, fui a mi lugar . . . ¡y funcionó! ¡Logré hacer mío aquél sentimiento maravilloso! ¡Y no me ha abandonado desde entonces!

Le pedí a Karen que me dibujara un mapa detallado de su lugar especial entre las montañas. Esa misma tarde, después de tratar a mis pacientes, guié hasta el área indicada y caminé al lugar preciso. Allí encontré una enorme pradera poblada de la fragante salvia de colibrí.

Algunas personas, como Karen, son sensibles a estas vivencias y las comunican bien. Otras son menos sensibles, menos elocuentes al momento de describir lo que han experimentado. Habrá quienes no me cuentan nada para evitar que los tilde de locos. Sin embargo, he escuchado muchas historias de esta índole y ahora creo que todos los que son tocados por los espíritus de las plantas comienzan a sentir la magia de su propia conexión con la naturaleza.

Otra mujer observadora y deseosa de describir su experiencia me escribió sobre los efectos de su primer tratamiento:

Fue maravilloso. No. Mejor que eso, ¡fue fantástico, mágico, increíble! Usted (o mejor dicho, los espíritus de las plantas) me curaron de unas ansias profundas y oscuras que con dolor he cargado durante toda la vida. Ahora siento que hay claridad. Algo se ha asentado; ya no hay separación.

Desde el tratamiento, muchas cosas extrañas y mágicas me han sucedido: sincronías y sueños extraordinarios. Todo me confirma lo que siempre he creído: que todo está conectado y que formamos parte de un Todo. Lo sabía pero no lo vivía directamente. Desde el tratamiento, me siento como si muchas puertas se me hubieran abierto para que el Espíritu pudiera entrar y vibrar dentro de mí. Me siento "tocada", conectada, íntegra y hasta un poco loca, extasiada; en fin, ¡llena de alegría!

Las plantas desean nuestro bienestar en todos los niveles. Nos satisfacen tanto nuestras necesidades físicas como las del corazón y del alma. Están completamente prestas a compartir con nosotros las bendiciones de su unión con la naturaleza. Pero, como me dijo el espíritu del llantén, no pueden hacer nada a menos que se les pida. Yo añadiría que es importante que sepamos qué preguntas hacer y cómo preguntárselas.

¿Cuál es la manera correcta de hacerle una pregunta a una planta? Primero hay que reconocer que una planta tiene raíces. Una planta crece arraigada a la tierra, con la lluvia, el aire y la luz solar de un lugar específico. Con estos elementos la planta obra la magia de su crecimiento. De las plantas aprendemos que si alguien quiere entrar en comunión con la naturaleza, tiene que hacerlo precisamente desde el lugar donde se encuentre, porque ése es el único lugar donde uno puede experimentar la naturaleza. De la misma manera, si usted va a pedirle a una planta que comparta consigo las bendiciones de la naturaleza, pídaselo a una planta que crezca cerca de usted.

J.R. Worsley, el gran acupunturista inglés, dice: "Las plantas locales no son diez ni cien veces más poderosas que las plantas exóticas. Las plantas que crecen en la vecindad de uno *son mil veces más poderosas* que las plantas exóticas". El profesor Worsley no exagera.

Una mujer describió su primer tratamiento con la botánica espiritual —que depende del uso de plantas locales— como "regresar a un lugar que no conocía". Esto es clave. Somos parte de la naturaleza pero, ¿cuántos de nosotros vivimos en comunión con ella? No importa que vivamos en una choza de arcilla o en un rascacielos. Lo importante, lo esencial, es que sintamos la alegría de participar plenamente de la danza de la creación, como parte del todo. Esto implica que "regresemos" al lugar que habitamos: que vivamos en comunión con la tierra que nos sostiene con su suelo, su lluvia, su aire y su luz solar, exactamente como nuestros hermanos y hermanas, las plantas.

Después de su primera experiencia con el chamanismo botánico, una de mis pacientes me comentó que por un par de semanas sintió que estaba a punto de recibir algún tipo de "mensaje espiritual". Durante la segunda sesión le canalicé el espíritu de la caoba de sierra. El espíritu de este árbol aparece como una sabia abuela indígena de las Américas. Viene de un pueblo que realiza ceremonias en grutas subterráneas. Yo esperaba que esta abuela le ofreciera a mi paciente las enseñanzas que le hacían falta, pues las abuelas son guardianas y maestras de las tradiciones espirituales.

Después del tratamiento con la caoba de sierra, Glenda, mi paciente, comenzó a escuchar dos palabras repetirse constantemente en su cabeza. Nunca las había escuchado una junta a la otra y no tenía idea de lo que significaban: "Second Mesa".

Al día siguiente, ella y su esposo vieron por la televisión un documental sobre el pueblo hopi. Ambos lo encontraron muy interesante. Cuando terminó el programa, Glenda le dijo a su marido: "¡Eso es! ¡Los indios hopis! ¡Uno de ellos tiene un mensaje para mí! ¡Mi amor, tenemos que visitar al pueblo hopi!"

"¡Genial! Pero, ¿dónde"?

"¿Cómo voy a saber, si jamás he salido de California"?

"Busquemos en el atlas. Dijeron que viven en Arizona".

Los dos estudiaron el mapa de Arizona hasta encontrar la reservación del pueblo hopi. Miraron con más detenimiento.

¡"Allí está! ¡Second Mesa! Mira. Es una aldea dentro de la reservación de los hopis. ¡Vamos el próximo fin de semana"!

El viernes siguiente, las otras secretarias de su oficina se enfermaron y Glenda no pudo tomar el tiempo para ir a Second Mesa. Quedó desilusionada. Su esposo quería animarla: "Mira, corazón, vamos a pasear por Las Colinas a ver si por allí encontramos a los hopis que quieres conocer".

Llegaron a Las Colinas y vieron un letrero: "Galería de Arte Indígena". Se detuvieron y entraron a admirar los cuadros. Dentro de poco, el encargado caminó directamente hacia Glenda. Sin presentarse, le dijo: "Tengo una tía abuela bien viejita y muy sabia. Ella es hopi de pura cepa y vive en Arizona en una aldea que se llama Second Mesa. Usted debe ir a verla". Luego se volteó y salió de la galería.

No sé si Glenda ha llegado a visitar a la sabia abuela. Pero cabe mencionar que la caoba de sierra es una de las pocas plantas amigas que crecen tanto en California como en el territorio hopi.

Esta anécdota nos demuestra cómo el chamanismo botánico nos puede conectar con el espíritu de un lugar, o sea, el espíritu de la naturaleza. Nuestra conexión con la naturaleza es hermosa, es excitante y *no* es un lujo. Nuestra conexión con la naturaleza es salud . . . ¡y la salud es la vida misma! Sin salud nos marchitamos y comenzamos a morir como el artista leucémico. Esto es así por la sencilla razón de que —asimismo como las plantas— *somos* la naturaleza; estamos hechos de tierra, lluvia, minerales, gas y luz solar. Nos relacionamos con nuestro paisaje interno de la misma manera en que nos relacionamos con el paisaje externo. Los desórdenes de alimentación y la erosión de la capa superior de nuestro suelo son parte del mismo problema. La crisis ecológica es un síndrome médico escrito con letras mayúsculas. Las plantas ya lo saben. No han olvidado que la fortuna de uno es la fortuna de todos. Por eso son generosas y bondadosas con los seres humanos.

Es el 1988. Acabo de mudarme a las tierras bajas de La Sierra Nevada en el norte de California y estoy conociendo las diversas comunidades de plantas que habitan este lugar. Viajo en sueños con el propósito de conocer al espíritu del fragante cedro incienso de California. Una hermosa mujer morena me comunica que dondequiera que crezca el cedro, su espíritu será la madre de todas las criaturas que habiten el lugar.

"Los cedros estamos complacidos contigo," dice. "Te ayudamos a trabajar con el espíritu de las otras plantas. Seguimos ayudándote porque nos trataste con compasión hace muchos años".

¿"Los traté con compasión"? pregunté. ¿"Cuándo los he tratado con compasión? ¿No nos estamos conociendo hoy por primera vez"?

"Fue a mi primo el cedro blanco del norte," dijo. "¿No te acuerdas"?

De repente recuerdo una escena que lleva dieciocho años guarecida en un escondite de la memoria. Apenas comienza la primavera en el norte de Vermont. Camino hacia un humedal de cedros. Voy a cortar estacones para una cerca . . . .

3

Espíritu

Mientras escribo estas palabras, mi hija menor tiene dos años. Apenas habla, pero su presencia me trae alegrías y satisfacciones mayores que las brindadas por mis amigos más elocuentes. De ella emana algo especial. En su presencia soy más feliz; me siento más dulce, más sabio. Si usted ha amado a un niño aun por un momento, me comprenderá.

A ese algo especial que emana de mi hija lo llamo espíritu. ¿Se acuerda de los momentos en que usted ha estado más conectado con su espíritu? Podría haber pasado en cualquier momento: al mirar los ojos de un ser querido, al contemplar una hermosa puesta de sol, al enfrentarse al peligro o hasta al fregar los trastes. De repente usted se llenó de paz y de energía. La vida estuvo repleta de profundo significado. Y al menos por un momento, se sintió usted plenamente vivo.

Probablemente, cuando usted era muy joven, vivía en esa plenitud de espíritu, tal como vive mi hija. Ya de adulto, quizás esos momentos de plenitud sean tan escasos como para ser memorables. ¿Qué pasó?

De alguna manera, se le rompió el corazón, o se sintió inseguro de sí mismo, o perdió su autoestima, o fue usted presa del miedo o del coraje. Estos eventos hirientes, fueran los que fuesen, lastimaron su espíritu. Si usted puede reconocer estas instancias y confesárselas a sí mismo, es excepcionalmente honesto. Somos muchos los que comenzamos a mentirnos tan pronto nuestro espíritu empieza a sufrir.

Nos mentimos sobre las heridas espirituales por lo mucho que duelen. El dolor físico no se puede comparar al dolor de perder lo que le da valor y sentido a la vida. Este dolor es tan insoportable que lo tapamos con lo que sea: trabajo, comida, poder, posesiones, sexo, romance, religión, alcohol. Al satisfacer estas adicciones, sentimos una euforia que enmascara nuestro dolor espiritual y apoya la mentira de que estamos bien. Seguimos alimentando la mentira al enfocar tanta atención en lo material y en lo mental. Nuestros hijos cuentan con casa, comida, diversiones incontables, educación, cuidos médicos y hasta sicoterapia. Todas las necesidades físicas y mentales de nuestros hijos están atendidas. Sin embargo, entre tanta abundancia, nadie enfrenta la peligrosa y chocante pobreza de espíritu que los amenaza. El suicidio es una de las principales causas de muerte entre los jóvenes de clase media en los Estados Unidos de Norteamérica. (Los adultos somos menos directos; elegimos modos más complejos de suicidarnos.)

Comparados con el problema de enfermedad espiritual, el cáncer y las enfermedades coronarias son preocupaciones menores; especialmente cuando reconocemos que los síntomas físicos son, en su mayoría, manifestaciones del dolor espiritual.

Los avances tecnológicos en el campo de la medicina no han logrado reducir el sufrimiento del ser humano. Al contrario, la tecnología y las riquezas materiales han empobrecido nuestra vida espiritual. Desesperadamente, urgentemente, necesitamos medicina para sanar el espíritu. Esta clase de medicina no tiene relación alguna con lo que se puede adquirir con dinero. Esto lo aprendí del pueblo huichol durante mi primera visita:

Me contaron que en la Sierra Madre occidental de México vive un gran chamán del pueblo huichol. Una planta sagrada le enseñó a sanar el espíritu humano. Su nombre es Matsuwa, también conocido como don José Ríos. Me tardó un año localizar a Matsuwa y viajar hasta su hogar para conocerlo.

Ya termina la larga búsqueda. Al dar una curva en el sendero, mis compañeros y yo distinguimos el movimiento de su aldea. Niños, perros, gallinas y puercos vagan entre unas pocas chozas construidas de varas de madera con pisos de tierra y techos de palma.

Llegamos a la aldea y alguien nos guía hasta el hogar de don José. Por fin me encuentro ante el gran hombre: un indio flaco, sin dientes y sin afeitarse, de ropa andrajosa. Un bejuco le sirve de correa. Si este hombre pasara por mi lado en la calle, jamás me fijaría en él, excepto quizás por el hecho de que su brazo derecho está amputado más arriba del codo.

Don José nos da la bienvenida. Para romper el hielo, nos cuenta una historia: "El año pasado una muchacha norteamericana me vino a visitar. Margarita, se llamaba. ¡Ay, esa Margarita! Un día vino donde mí y me dijo: 'Don José, le voy a dar un masaje'. Yo le dije: 'Está bien'. Entonces me dijo: 'Bueno, quítese la ropa'. Yo le dije: '¡No!' Don José se ríe con gusto. '¡Ay, esa Margarita"!

Espero el desenlace del cuento, pero al rato entiendo que ya terminó. Aparentemente esto es lo más chistoso que le ha sucedido durante todo el año. El viejo no deja de reírse. Durante las primeras horas de mi visita, don José echa el cuento de Margarita seis veces, y cada vez se ríe con tantas ganas como la primera. He llegado tarde. El viejo está senil.

Al día siguiente, don José guiará una ceremonia para los niños desde temprano por la mañana. Sus compueblanos me explicaron que como los niños no pueden hacer peregrinajes a las remotas montañas, cuevas y manantiales donde habitan los dioses, el chamán viajará espiritualmente a estos lugares, cantando sus aventuras al andar. Mediante su cántico, las almas de los niños lo acompañarán durante toda la travesía para que los dioses puedan conocerlas y bendecirlas.

El viejo toma asiento entre sus dos ayudantes al lado de un altar creado con mucha atención al detalle. Los niños y sus padres se sientan en el suelo, maracas en mano, esperando el comienzo del peregrinaje. Don José escupe el cabo de su tabaco y comienza a cantar en el idioma de los huicholes. El tamborero marca el ritmo, los niños tocan sus maracas y los ayudantes cantan los estribillos.

Durante todo el día, los niños se sientan bajo el sol caliente marcando el ritmo con sus maracas, aportando así a la canción del chamán. Apenas ayer aparentaban ser niños activos, saludables, normales. ¡Los niños normales no se están quietos a menos que algo los tenga fascinados! Tengo que reconocer que entre las rendijas de mi aburrimiento e incomodidad se me presentan visiones de paisajes de gran colorido. Me pregunto qué estarán viendo los niños. ¿Será que la ceremonia está funcionando? ¿Será que mediante su cántico, don José lleva el espíritu de cada niño a conocer a los dioses?

Pronto oscurecerá y el primer día de los cánticos se dará por terminado. Alguien me explica que el chamán está cantando sobre el dios de la lluvia. Noto que la luz del día se ha transformado y miro a mi alrededor. Sobre las montañas diviso enormes nubes de tormenta. Dentro de poco, la lluvia nos rodea, pero en la aldea misma, brilla el sol. Don José sigue cantando. Después de unos veinte minutos deja de cantar. Todo el mundo se levanta, se estira y camina hacia su hogar. Tan pronto todos están seguros dentro de sus casas, la tormenta acomete a la aldea.

Al día siguiente los niños acuden una vez más para marcar el ritmo con sus maracas mientras el chamán canta desde la mañana hasta la noche bajo un cielo claro. Una vez más, nubarrones de tormenta aparecen repentinamente en las montañas que rodean la aldea. Igual que el día anterior, sólo comienza a llover una vez don Juan ha concluido la ceremonia y todos están seguros en sus hogares.

Después de un par de días, me le acerco a don José y le pido sanación.

¿"Qué tienes, mi hijo"?

"Alergias".

¿"Qué es eso"?

"Siento picor en los ojos, me sale mucho moco líquido de la nariz y estornudo mucho".

"Bueno, ven a mi casa mañana por la mañana".

Al otro día me presento en la casa de don José, quien espanta un par de gallinas del portal al darme la bienvenida. Me señala uno de los únicos muebles de la aldea —una banqueta de ordeñar— y me indica que debo sentarme. Se pone de pie frente a mí, y en silencio me mira fijamente por un rato. Por fin pronuncia su diagnóstico: la causa de mis alergias.

"Además de tu esposa, tienes otra mujer, ¿verdad?"

"No, don José. Desde que me casé, no he estado con nadie más".

Después de observar su actuación en la ceremonia, había comenzado a pensar que después de todo, quizás no estaba senil; pero ahora sí estoy convencido de que está perdido. Nunca le fui infiel a mi esposa.

"No. Tienes otra mujer. Lo lamento, mi hijo. No te quiero ofender. Sólo te digo lo que veo. Eres un caso grave. ¡Se te cae la pistola"!

Entonces se vira, camina hacia la pared e introduce su mano en un canasto. Saca una varita de madera con plumas amarradas a un extremo. Se me acerca y hace pases alrededor de mi cuerpo con las plumas a la vez que hace chasquidos secos con los labios. De vez en cuando toca mi cuerpo con un extremo de la vara mientras sostiene el otro extremo en su boca. Primero, chupa secamente; luego chupa algo líquido. Pone una cara de disgusto y escupe al piso lo que parece ser una bola de mocos endurecidos color café. Otra vez comenta lo difícil que es mi caso. Tira la varita en el canasto y me dice que vuelva al otro día.

No percibo ningún efecto después del tratamiento, pero a la mañana siguiente vuelvo obedientemente a su hogar y repetimos la misma rutina. Esta vez parece estar satisfecho con su trabajo. Se levanta con orgullo y declara: "Bien. ¡Estás limpio"! Devuelve la vara al canasto y se vira hacia mí con bríos. "Ahora sí, te acordarás de mí, hijo. Te acordarás de mí toda la vida"! Sale de la choza lleno de energía.

Una vez más quedo descorazonado. ¡No siento nada! He viajado tan lejos . . . ¡para nada! Mañana emprenderé el viaje de regreso a mi casa.

Por la noche, no concilio el sueño. Estoy acostado sobre el suelo, completamente despierto, incapaz de pasar por alto el hecho de que las pulgas y cucarachas hacen fiesta sobre mi cuerpo. Sigo escuchando las palabras de don José: "Además de tu esposa tienes otra mujer". De repente reconozco que en un lugar recóndito del corazón no me he desprendido de la mujer que amé antes de conocer a mi esposa. Esa mujer ha estado dentro de mí, carcomiéndome cual gusano en una manzana.

"Se te cae la pistola". Una exageración, quizás, pero es cierto que esta situación ha robado un poco de mi energía sexual. Bueno, para ser honesto, mucha de mi energía sexual. ¿Cómo lo sabía el viejo?

"Ahora estás limpio". ¡Así mismo me siento! De alguna manera, don José logró chuparme toda la porquería. Me siento tan limpio y lleno de energía como un bebé. Mi corazón se va llenando de amor por mi esposa.

Al llegar a mi casa dos días más tarde, todavía estoy lleno de amor. Mi esposa me recibe en la puerta, me mira a los ojos y sabe que el fantasma se ha ido. En ese momento nos casamos de verdad.

Con el poder que recibió al soñar con una planta, este indio analfabeto sanó mi espíritu y me ayudó a ser una persona más íntegra. A pesar de su pobreza material, me brindó un gran tesoro.

Años después, descubrí que no hay que ser pobre, analfabeto o indio para aprender de una planta sobre la sanación profunda. La mayoría de las plantas enseñará a cualquier persona interesada en aprender. Así que si a usted le interesa esta modalidad de sanación, siga esta senda y verá. No necesariamente se convertirá en un sanador al nivel de don José; su desarrollo dependerá de cuánto se esmere por aprender.

Pruebe con el siguiente método para comenzar un aprendizaje con las almas verdes, los espíritus de las plantas. Mis alumnos y yo hemos realizado muchas sanaciones con el poder adquirido mediante el siguiente método:

Ábrase a lo que va a experimentar. Recuerde que la mente no es suficientemente perspicaz para entender el espíritu o para discernir dentro del ámbito espiritual. ¿Cómo podemos saber nosotros lo qué es o no es posible? Puede que el espíritu de una planta le tenga compasión y adopte una forma que su mente pueda entender.

Antes de comenzar, agradezca a los espíritus de las plantas su ayuda y hospitalidad. ¡Hábleles en voz alta! A usted, este gesto le ayudará a abrirse, y a los espíritus les gustará.

Mantenga una corriente de agradecimiento en su corazón mientras va reuniendo los siguientes materiales:

- un tambor y alguien que lo pueda tocar (o una grabación del tamboreo chamánico),
- un poco de tabaco suelto o harina de maíz,
- un libro estilo "guía de campo" para ayudarle a identificar las plantas del área,
- una libreta, un bolígrafo, un lápiz con gomita de borrar y lápices de colorear,
- cualquier otra cosa que le ayude a sentirse fortalecido y a tono con el poder de la naturaleza.

Camine por un lugar donde crece una gran variedad de plantas silvestres. Continúe caminando sin meta fija. Cuando encuentre una comunidad de plantas que le "llame" o le atraiga fuertemente, acérquesele. En voz alta, preséntese por su nombre y explíquele que ha venido a aprender del espíritu de esta especie. Agradezca a la planta por haberle llamado y por cualquier ayuda que ella quiera compartir con usted. Como está pidiendo un regalo, es una muestra de buenos modales ofrecerle algo a cambio. Espolvoree la planta con un poco de tabaco o harina de maíz.

Ahora consulte su libro de identificación de plantas y busque la planta con la cual se está comunicando. (Si la planta está florecida será mucho más fácil identificarla.) Asegúrese de que la planta no sea venenosa. Si usted tiene tan sólo una pizca de duda en cuanto a su identidad, consulte a un botánico capacitado. Las plantas venenosas crecen en todas partes del mundo.

Estudie la planta con atención. Procure memorizar las formas, colores y geometría de su cuerpo físico. Dibuje la planta. Observe el tipo de suelo en el que crece, el grado de luz que prefiere y cómo se relaciona con las otras plantas, los insectos y otros animales. Huela las diferentes partes de la planta y luego, pidiéndole permiso y disculpas, pruebe con cuidado un pedacito de sus flores, hojas y raíces, siempre y cuando no sean venenosas.

Ahora que está familiarizado con la planta, comience a hacer contacto con ella. Entre en un estado profundo de sosiego. Tome su tiempo. Conviértase en la planta. Experimente el mundo como si usted fuese la planta. Puede que le vengan a la mente imágenes, sentimientos o información. Después de volver a la normalidad, escriba su experiencia en la libreta.

Regrese a un espacio bajo techo que sea cómodo y silencioso. Necesitará un ritmo de tambor constante de dos o cuatro tonos por segundo así que prepare su tocadiscos o a su amigo tamborero. Póngase tan cómodo como le sea posible. (Muchas personas prefieren la postura de estar acostadas boca arriba con almohadas debajo de la cabeza y las rodillas.)

Cierre los ojos. Respire hondo varias veces, relajándose cada vez más. Afirme tres veces en voz alta su intención de conocer y aprender del espíritu de la planta que está estudiando.

Con los ojos cerrados, visualice que entra en una cavidad; tal vez una cueva, un manantial o una madriguera. Una vez adentro, encontrará un túnel. Baje por el túnel. Pronto verá una luz al final. Siga hacia la luz hasta salir del túnel. Ahora habrá entrado en otra dimensión de la realidad: el inframundo de los sueños chamánicos. (Si fracasa la primera vez, sea paciente. Entrar en el mundo de los sueños requiere de práctica.)

Posiblemente tenga que acostumbrarse un poco a este mundo de los sueños. Si se siente distraído o extraño, recuerde su intención y siga adelante. Tal vez personas o animales le ofrezcan ayuda durante su travesía. Acepte las ayudas que le causen sensación de bienestar. Una vez se sienta confiado en este mundo, comience a buscar la planta que ha bajado a conocer.

Cuando haya localizado la planta en el mundo de los sueños, mire a su alrededor. Encontrará un ser asociado a la planta. Puede que sea una persona, una figura imaginaria, un insecto, un animal, o hasta una voz incorpórea. Sea lo que sea, ésta es la forma que el espíritu de la planta adoptó para comunicarse con usted. Acérquese al espíritu y preséntese. Explíquele que ha venido a aprender, y pregúntele si tiene algo que enseñarle o si de alguna manera podría trabajar con él. Si la respuesta es positiva, pídale al espíritu que le ayude, y preste atención. Una vez haga la pregunta, todo lo que acontezca será parte de la respuesta.

Las enseñanzas de las plantas se manifiestan de muchas formas. Puede que el espíritu le dé una charla formal. Si es así, escuche atentamente para poder recordar todos los detalles. Con frecuencia el mensaje llega de forma no-verbal. Puede que usted se encuentre participando de una aventura exótica. O puede que la experiencia sólo conlleve emociones intensas. En todos los casos, su atención es la clave del éxito.

Cuando sienta que ha completado el viaje-en-sueños, vuelva al espíritu de la planta y agradézcale su ayuda. Pregúntele si hay una forma de compensar su generosidad. Luego de recibir este último mensaje, dé por terminada su visita. Dele una señal al tamborero para que acelere el ritmo. Rápido, suba por el mismo túnel que bajó y regrese a su cuerpo. Guarde silencio por unos momentos en lo que repasa los acontecimientos del sueño.

Levántese poco a poco y escriba en su libreta todos los detalles de su experiencia. Sea preciso y detallado. No importa cuán intenso haya sido el sueño; si no lo escribe, con el tiempo, los detalles se desvanecerán de su memoria.

Ahora ha llegado el momento de interpretar el contenido del sueño. Puede que sea fácil de interpretar, pero también puede que requiera de mucho pensamiento y contemplación. Algunos sueños nos brindan su significado sólo después de ser corroborados por extrañas sincronías en el futuro. Esto puede demorar meses o hasta años. Sea paciente.

Hace un tiempo en California, enseñé a un grupo de personas a soñar con los espíritus de esta manera. Habíamos entrado en el sueño con el propósito de conocer a nuestros guías personales en aquella dimensión, y las personas del grupo iban compartiendo sus experiencias. Paula contó que había conocido a la histórica Pocahontas, a quien le decía "Madre". El material de su sueño me pareció legítimo y agradable, pero al recontar su sueño, detecté en la voz de Paula desánimo y hasta sarcasmo. Le pregunté sobre esto.

"Pues", comenzó Paula. "Yo me crié en una finca muy aislada en Dakota del Norte. No había otros niños así que jugaba con amigos imaginarios. Mi compañera principal a través de toda mi niñez fue Madre Pocahontas. Así que obviamente, me lo estoy inventando todo. ¿Verdad"?

Para mí, la relación que había sostenido Paula con el espíritu de Pocahontas hizo que su sueño fuera todavía más auténtico. Le sugerí que volviera a la Madre en otro sueño y que le pidiera una señal de que su amistad era real y no sólo imaginaria. Estuvo de acuerdo. Después de la próxima sesión, Paula me dijo que Pocahontas la había estado esperando, y que le había ofrecido una sortija como símbolo de su amor. La sortija aparecería en su realidad cotidiana, y entonces Paula sabría que Madre era, de verdad, su maestra. No se suponía que Paula fuera a buscar la sortija. La sortija llegaría a donde ella.

En su sueño, Paula había estudiado la sortija cuidadosamente. Recontó cuáles eran las piedras, cómo estaban cortadas y todos los detalles del montaje. Cuando Paula extendió su mano para recibir el obsequio, notó que su sortija de bodas había desaparecido y fue precisamente en ese mismo dedo que Madre había puesto la sortija en el sueño. ¿Cuál podría ser el significado de todo esto? La experiencia la dejó con algo de curiosidad y no muy convencida.

Después de un tiempo, me mudé de California central donde había ofrecido aquella clase. Hacía un año que no pensaba en Paula y Pocahontas. Entonces, recibí una carta de Paula. A continuación reproduzco parte de su mensaje:

Lo primero me pasó un par de meses después de la clase. Caminaba por una joyería en San Luis y vi una sortija muy parecida a la que Madre me había obsequiado en el sueño. Me entusiasmé muchísimo y estuve a punto de comprarla, pero entonces vi que no era exactamente igual. De todas formas, me había dicho que no la buscara y que llegaría a mis manos, así que la dejé en la vitrina.

Justo dos semanas atrás, perdí mi aro de bodas. Un día me miré la mano y simplemente, no estaba. No hay explicación pues jamás me quitaba esa sortija, ni para fregar ni para bañarme, ¡para nada! Me sentí muy agitada. Miguel, los niños y yo rastreamos la casa y el carro buscando el aro. Fui al supermercado. Hasta alquilé un detector de metales y recorrí cada pulgada del patio con él. Ni modo. Había desaparecido.

La semana pasada recibí una carta de mi vieja amiga Karen de Tucson. Hacía siete años que no sabía de ella. En la carta Karen dice que todavía piensa en mí a menudo. De hecho, unos días antes de escribirme había pasado por una joyería y vio una sortija en la vitrina. Sabía que era para mí, así que me la compró. Había un paquete en el sobre de la carta. ¡Lo abrí y vi que contenía la sortija! Exactamente, hasta el detalle más minucioso. ¡Estuve tan asombrada! Me la puse inmediatamente y vi que me quedaba bien en un solo dedo: ¡el de mi aro de matrimonio!

Creí que usted disfrutaría saber sobre todo esto. He cambiado de pensar acerca de Madre. ¡Muchísimas gracias por la clase!

Además de los caminos de los viajes-en-sueños y de las sustancias enteógenas, hay una tercera manera de aprender a sanar el espíritu: el camino del peregrinaje. Algunos lugares albergan espíritus guardianes. Bajo las circunstancias adecuadas, una visita a uno de estos lugares puede precipitar una transformación espiritual. El adiestramiento de la mayoría de los sanadores y videntes incluye por lo menos una experiencia de esta índole; algunos ejemplos renombrados son Moisés en la montaña, Mohamed en el desierto y Cristo en el río Jordán. Un ejemplo menos renombrado sería mi propia introducción al chamanismo botánico unos pocos días después de mi primer peregrinaje.

Hay muchas maneras de realizar el peregrinaje espiritual, pero los elementos de sacrificio, ayuno y esfuerzo físico son comunes a todos. La idea es ponernos en una situación difícil o peligrosa sin recurso alguno que no sea precisamente el poder espiritual que buscamos encontrar. Cada lugar tiene sus propias reglas: acuerdos entre las personas que habitan un espacio y el espíritu de ese lugar. Estos protocolos son prácticos y efectivos pero no siempre es fácil aprenderlos. En algunos lugares, el pueblo indígena se resiste a compartir esta información con personas de afuera y hay que respetar su renuencia. Otras comunidades han olvidado el conocimiento tradicional sobre sus lugares de poder espiritual.

Creo que para estos propósitos es totalmente ético utilizar lugares de poder que han sido abandonados por pueblos indígenas. Muchas veces los espíritus de estos lugares se sienten solos y hambrientos de la atención de los seres humanos, pues logran su grandeza al investir de su poder a los devotos. Uno puede utilizar el método de los sueños para comunicarse con los espíritus de estos lugares y preguntarles qué tipo de acercamiento quisieran recibir. A menudo, la oración y la intuición también funcionan. Éstas me sirvieron muy bien durante un peregrinaje a un lugar de poder abandonado en la Sierra Nevada. El siguiente relato recuenta las decisiones que tuve que enfrentar durante la travesía:

El dulce y bondadoso poder de esta montaña me cautiva desde el primer momento en que la diviso sobresaliendo entre los árboles. Después de escalarla en un trance alegre, le dejo una ofrenda de tabaco al fondo de un afloramiento de granito. De repente sé que no soy la primera persona en hacerlo. El trance se profundiza.

Al retornar a un estado de conciencia normal, observo mis alrededores seriamente. Un ancho camino hecho para sacar árboles talados rodea la base de este pico. Cada par de minutos un camión pasa arrastrando el cadáver de un magnífico pino ponderosa centenario. Desde el valle, al otro extremo del pico, me llega un estruendo infernal. Voy a ver qué es. El ruido surge de un helicóptero color verde del Servicio Forestal nacional. El helicóptero mueve los troncos desde una empinada zona talada a un solar junto al camino. Al presenciar cómo el gobierno auspicia la violación del antiguo bosque, caigo en otro trance, pero éste me deja con náuseas.

Por fin, salgo del estupor y cotejo la posición del sol. Ha pasado la mañana entera. La montaña todavía irradia paz y múltiples bendiciones. Los taladores están trabajando como demonios en el valle. Yo me siento desgarrado. Una sola cosa tengo clara. No puedo quedarme en este lugar. Me armo de mi mochila y comienzo a bajar la montaña.

Después de unos cientos de metros entro una vez más en lo que queda del bosque. Deambulo por donde ha brotado un círculo casi perfecto de árboles nuevos alrededor de una pequeña pradera. El pico de granito se ve radiante entre las columnas de pino de este mágico lugar de árboles, tierra y cielo. Después de todo, ¡quizás me quede aquí!

Mi mente se convierte en un laberinto de indecisiones. ¿Me quedo o no me quedo? Me convenzo de que me debo ir, y luego de que me debo quedar, y luego de que me debo ir. Me duele la cabeza. Un solo pensamiento está claro: No sé qué hacer y no podré determinarlo. Me viro hacia la montaña y me arrodillo. ¿"Quieres que me quede aquí contigo"? pregunto. "Ayúdame a saber lo que debo hacer. ¡Envíame una señal"!

Desde el lomo de la montaña un gavilán colirrojo vuela directamente hacia mí. Al acercárse, de repente baja de altitud. Está justo sobre el tope de los árboles. Planea hasta el borde de la pradera y circunda los árboles. Luego regresa hacia el pico. Le doy gracias a la montaña y monto mi campamento. Permanezco allí por dos días de gran riqueza.

Planifiqué quedarme tres días pero de repente siento que es hora de irme. Me pregunto: ¿Estoy otra vez enfrascado en un juego mental? Nuevamente me arrodillo para pedir una señal. De nuevo aparece un gavilán colirrojo; esta vez es un ave juvenil. Sale desde el noreste y vuela a toda velocidad hacia el claro de mi campamento. Se acerca al círculo de árboles, luego se posa en una rama sobre mi cabeza y vuela hacia mi hogar. Le doy las gracias al pico una última vez, empaco mis cosas y camino hacia el Jeep.

Al entrar en mi casa, suena el teléfono. Es mi hijo que llama desde el noreste ansioso por recordarme que hoy cumple ocho añitos de edad.

Los peregrinajes no son muy confiables. El hecho de que uno haga todo "por el libro" no garantiza que algo importante vaya a suceder. Si algo va a suceder, uno jamás tendrá idea de lo que será. Nos acercamos a los espíritus con una petición y descubrimos que tienen algo muy diferente planificado para nosotros. Sin embargo, el peregrinaje tiene una ventaja: si usted recibe la gracia del espíritu durante una de estas travesías, su vida habrá cambiado para siempre.

Para un sanador, el propósito —tanto del peregrinaje como del sueño chamánico— es el de adquirir medicina para el espíritu. La medicina para el espíritu nace del espíritu mismo. No lo podemos controlar ni entender. La humildad es el camino.

Si alguna vez el espíritu le pide que haga algo para ayudar a alguien, hágalo. Si lo hace, sucederá un milagro. Si no lo hace, pasará toda su vida preguntándose: ¿"Me lo estoy inventando"?

4

La sanación y los sueños

Una voz me despierta de un agradable sueño: "Eliot, llamada telefónica para ti". Miro el reloj. Son las cinco de la mañana. Estoy en un centro de retiro en el sur del estado de Washington.

Me llama un amigo acupuntor desde Londres. Procura ayudar a nuestra amiga Martha, quien se está comportando de manera salvaje y desesperada. Primero sostuvo un cuchillo de carnicero ante su pecho durante horas. Ahora está en un estado de autismo, incapaz de hablar o de moverse. Mi amigo ha probado todos los métodos que conoce y no ha podido llegar a ella. Quiere saber si puedo hacer algo para ayudarla.

Le aseguro que haré lo mejor que pueda. Vuelvo a la cama, me pongo los audífonos y dejo que el sonido del tambor me transporte a un sueño con el indio huichol sonriente y el pequeño venado: la magia del árbol del viento. Al llegar a El Picacho, el indio me saluda calurosamente y me pregunta el por qué de mi llegada. Le explico la situación. "Ven conmigo", me dice. "Quiero enseñarte algo".

Los espíritus del árbol del viento y yo nos encontramos de pie frente a Martha. Detrás de ella hay una pared de cemento que mide un metro y medio de alto y un metro de espesor. La pared corre directamente hacia el horizonte. El venado salta hasta el tope de la pared y el huichol lo sigue, trepando la superficie vertical a toda prisa. Los sigo. Mientras caminamos, el hombre explica: "Alguien quiere hacerle daño a Martha. Su intención es tan fuerte y tan directa como esta pared. De hecho, esta pared es la intención del malhechor, quien contrató a un hechicero para hacerle daño. Aunque el hechicero no conoce a Martha ni sabe donde vive, sabe encontrar la intención de su cliente. Simplemente siguió la pared hasta ubicar a su víctima. Pero la pared tiene dos extremos. Cuando lleguemos al otro extremo, descubrirás quién está causando el problema. Entonces, nos haremos cargo de él".

¿"Y el hechicero"?, pregunto. ¿"No hay que tratar con él también"?

"El hechicero es simplemente un profesional que realiza su trabajo", me contesta el hombre diminuto. "No tiene ningún interés particular en la muchacha. Después de cumplir con su cliente y cobrar su honorario, se olvidará de ella".

Finalmente, los espíritus del árbol del viento y yo llegamos al extremo más lejano de la pared. Allí vimos al padre de Martha. Lo había conocido en mis sueños en otras ocasiones. Es un político ambicioso de una pequeña nación antillana. Martha, hija ilegítima —de piel clara, nacida de una mujer irlandesa— es un bochorno personal que perjudica la carrera de este señor. No es la primera vez que contrata a un hechicero para deshacerse de su hija.

El venado corre hasta el padre de Martha, se alza y descansa sus patas delanteras sobre los hombros del hombre. Delicadamente y con cariño, el animal lame su cara: las mejillas, los ojos cerrados, la nariz, el mentón, los labios. La expresión del hombre se va suavizando. Suelta una lágrima. Comienza a llorar suavemente.

Le pregunto: ¿"Qué es lo que quiere, amigo? ¿Qué pensaba lograr al eliminar a su hija"?

"En mi vida, sólo he querido un poco de seguridad, un poco de estabilidad, algo con lo que yo pudiera contar", lloriquea.

Produzco un globo brillante de oro, lo coloco en la palma de mi mano y se lo ofrezco. El resplandor cautiva su atención. Coloco el globo dentro de su corazón. "Cuando sienta necesidad, mire hacia la esfera dorada que tiene en el corazón", le digo. Parece estar muy contento con el regalo. La pared de cemento desaparece. El padre de Martha me da las gracias. Yo les agradezco a mis amigos, los espíritus del árbol del viento. Regreso a mi cama en Washington. Son las cinco y once minutos.

Más tarde ese mismo día, recibo una llamada de Martha. Está caminando y hablando. Se siente normal. Me agradece profusamente. Quiere saber lo que tenía.

"Fue tu padre otra vez", le revelo. ¿"Te comunicaste con él recientemente"?

"Sí, hace unas tres semanas". Lo llamé para decirle que me sentía mucho mejor y para invitarlo a mi graduación".

¿"Cuándo comenzaste a sentirte mal"?

"Un par de días después de haberlo llamado".

"Oye, Martha. Creo que tu padre se sentirá mejor y no tendrá que seguir haciendo estas cosas, pero no debemos confiar mucho. Evita todo contacto con él. Jamás le digas que las cosas te van bien. No le des ninguna razón de sentirse amenazado por ti. ¿Vale"?

"Vale".

Un hombre en Washington sueña con un árbol en México para que una mujer en Londres reciba sanación. ¿Cómo podemos explicar estos eventos fantásticos"? Para contestar la pregunta, hay que mirar con detenimiento la naturaleza de los sueños.

Evoque un sueño nocturno intenso de su pasado y recuerde cuán real fue para usted. Los sueños tienen las características de la realidad: tacto, sonido, olores y visiones, todos auténticos. Pueden tener un poderoso contenido emocional y hasta pueden afectar la vida "real". Por ejemplo, algunos hombres eyaculan mientras duermen, y algunas personas han muerto de ataques al corazón durante sueños traumáticos. En algunos sueños, las reglas de la realidad se ven cambiadas; uno puede volar o realizar otras hazañas inusitadas. Sin embargo, el mundo de los sueños tiene una estructura consistente, algo parecida a la del mundo que conocemos cuando estamos despiertos. Las diferencias entre los sueños y estados de conciencia "normales" son difíciles de señalar, pero por lo general, creemos que los objetos de nuestros sueños son "imaginarios" mientras en la vida cotidiana percibimos los objetos "reales" como hechos de "materia sólida".

Este cuento de un rey adinerado y poderoso en la antigua India explora este asunto de los sueños:

Un día, el rey de todo el territorio se recostaba en su diván favorito. Sus esclavas lo abanicaban; una de sus preferidas le masajeaba los pies. Acababa de comer los manjares más finos y, a pesar del espectáculo de los músicos y bellas bailarinas, entró en un letargo y se quedó dormido.

En su sueño, el rey era un pordiosero infeliz que andaba por un camino rural. No había comido durante días así que cuando atisbó un árbol de mango colmado de fruta madura, no resistió la tentación. Justo cuando llenaba su saco, apareció el agricultor dueño del árbol con un garrote en la mano. El agricultor arremetió contra el pobre mendigo. El dolor de la paliza le provocó un grito; el triste sonido de su propio llanto lo despertó. Nuevamente era el gran rey en su palacio recibiendo mimos y lujos de todas clases.

El rey fue reconfortado por sus sirvientes y esclavas, y otra vez se durmió. Una vez más asumió la identidad del pordiosero hambriento. Otra vez robó los mangos. Otra vez recibió la paliza del agricultor. Otra vez gritó de dolor y despertó entre cortesanas y atenciones. Tardó mucho en volver a dormirse, pero cuando lo logró, revivió la dolorosa experiencia por tercera vez.

Esta vez, cuando despertó, nadie logró consolarlo. ¿"Quién soy en realidad"?, gritaba. "¿Rey o pordiosero? ¿Cuál de estos dos mundos es la verdadera realidad"?

Ninguno de sus sirvientes se atrevió a responder a la pregunta. Frustrado, el rey declaró que todos los filósofos de su reino debían aparecer ante él. Quienquiera que contestara su pregunta sería profusamente recompensado, pero el que fallara sería encarcelado.

Dentro de poco, cientos de los mejores pensadores del país languidecían en el real calabozo. Finalmente, un joven muy sabio logró contestar la interrogante del rey. Era un muchacho que vivía despreciado por su apariencia grotesca. Le aclaró al rey que ni su sueño ni su vivencia en la realidad "normal" era real.

La ciencia moderna llega a la misma conclusión, aunque quizás de una forma menos poética. Los estudios científicos más avanzados nos revelan que la materia es, en realidad, espacio vacío poblado de minúsculas partículas. Estas partículas son fenómenos energéticos.

Así que no hay "materia" en todo el universo. Todo está hecho de energía.

La física cuántica —la que explora la naturaleza de la energía— nos revela hechos fascinantes. Por ejemplo, al observar una partícula, es imposible determinar simultáneamente su ubicación y su impulso de movimiento. Esto se debe a que el mismo acto de observar una característica causa que ésta pase del estado de las posibilidades al estado de la "realidad". En ese preciso momento, al actualizarse la cualidad observada, todas las otras características son meras probabilidades. Para decirlo de otra manera: la energía tiene ciertas tendencias. En el momento en que busquemos una de estas tendencias, ésta se manifestará y todas las otras se mantendrán latentes. Esto es algo parecido a lo que pasa cuando vamos conociendo a una persona. Si usted provoca su enojo, no podrá observar su expresión de cariño en ese mismo momento.

Podríamos decir que la energía se comporta según las expectativas de los que la estudian. La energía responde a nosotros. La energía tiene conciencia.

Según la física moderna, aunque nuestro mundo aparenta ser denso y sólido, en realidad habitamos un territorio sin sustancia cuyas facciones cambian según la psiquis de la persona que las observa. Un par de párrafos atrás, describimos los mundos del sueño de la misma forma. De allí las palabras que dirigió el sabio al rey: tanto los lujos palaciegos como la paliza del agricultor eran ilusiones, hechas de la misma sustancia.

El sueño de nuestra vida cotidiana aparenta ser más largo, o por lo menos más repetitivo y consistente que los sueños nocturnos. Sin embargo, en esencia, *todos* los sueños son libres de las ataduras del tiempo.

Cuando estudiaba antropología, leí sobre un etnógrafo que vivió por un largo tiempo entre los aborígenes de Australia. El etnógrafo había escuchado hablar mucho de las destrezas de rastreo que poseía un cazador en particular. Los cuentos eran tan increíbles que él los creyó fraudulentos. Cuando por fin conoció al rastreador, lo desafió con el reto de seguir los pasos que había dado años atrás durante una caminata larga con otro aborigen. Estaba seguro de que esto era imposible, puesto que ningún rastro permanece después de tanto tiempo. El rastreador aceptó el reto con alegría, y tan pronto le enseñaron el punto de partida, salió corriendo y siguió el curso entero del viaje sin ni siquiera pausar para examinar las huellas. Avergonzado, el antropólogo le preguntó al aborigen cómo había logrado tal hazaña. "Fue fácil", contestó el rastreador. "Simplemente viajé al momento cuando usted emprendió su viaje y corrí al lado suyo".

Los sueños nocturnos de nuestro pasado también quedan disponibles por un tiempo indeterminado. Enseño a mis estudiantes a volver a entrar en sus sueños nocturnos; la mayoría lo logra fácilmente una vez sabe cómo hacerlo.

Estas anécdotas sirven para ilustrar que en su esencia, los sueños —inclusive el sueño de nuestra vida cotidiana— existen fuera del fluir del tiempo cronológico.

Otro rasgo interesante de los sueños es que éstos son permeables y se entrelazan. Un sueño interpreta otro sueño y el soñador puede deslizarse libremente entre sus propios sueños y los de otras personas. Hace poco, una mujer con tres hijas me contó que una noche ella y dos de sus hijas tuvieron el mismo sueño. Este sueño compartido presagió con precisión una misteriosa enfermedad potencialmente letal que luego amenazó a la tercera hija durante un viaje a la India.

Para demostrar que podemos entrar en el sueño de otra persona, disfruto de compartir con mis estudiantes el siguiente juego. Una persona de la clase describe uno de sus lugares favoritos en el mundo de los sueños. Ese estudiante entra en su sueño, va al lugar descrito y prepara sorpresas para los otros en ese lugar. Unos minutos después, los otros también entran en la realidad del sueño, encuentran al primer estudiante y descubren las sorpresas que les esperan. Entonces todo el mundo retorna a la realidad cotidiana. El primer soñador anota todas las sorpresas que dejó para los otros y esconde la lista mientras cada persona describe su vivencia. Después que todos han terminado sus relatos, el primero busca el papel y describe las sorpresas que dejó para cada cual. Algunos estudiantes aciertan todas las sorpresas; otros captan algunas. Todos logran encontrar por lo menos una sorpresa.

La mayoría de los chamanes aprovecha tanto esta falta de temporalidad como la porosidad de los sueños para auscultar la causa de los males de sus pacientes. Por ejemplo, para recuperar un alma extraviada, enseño a los sanadores a entrar en el sueño de la vida de su paciente. Allí deben encontrar las vivencias traumáticas que hayan causado que parte del alma se alejara. Entonces rastreamos la parte del alma que se ha desprendido de la persona y se la reintegramos. *Vea el capítulo once.*

Nuestros pacientes quedan asombrados al ver que podemos rastrear eventos personales lejanos y recónditos. Pero para nosotros, es fácil. Como hizo el aborigen australiano, simplemente entramos en el sueño de su vida y corremos a su lado.

La ciencia moderna y la antigua sabiduría coinciden al describir nuestro mundo como un sueño: un tejido de apariencias hecho de energía y conciencia.

Estoy convencido de que el universo mismo es un sueño muy complicado. Para poder crearlo y mantenerlo, Dios (la Soñadora Suprema) sueña una multitud de soñadores menores. Cada uno de estos soñadores divinos se encarga de soñar una parte del mundo. Por ejemplo: la diosa de las piedras disfruta de un sueño que produce las piedras, y cuando el dios de la lluvia sueña con un chubasco, llueve. Cuando sus sueños se entrelazan las piedras se mojan.

Los seres humanos somos como los dioses. Nosotros también somos soñadores pero aprendimos a vivir más dentro de nuestros propios sueños y menos dentro del sueño de la naturaleza. Esto es difícil de percibir. El pez no percibe el agua, y los residentes de Los Angeles no perciben la contaminación del aire.

Es importante que reconozcamos la diferencia entre el sueño humano y el sueño de la naturaleza, porque si no los distinguimos, jamás llegaremos a entender la sanación. Uno de los fundamentos de la vida moderna es el sueño regente que presenta el tiempo como un proceso mecánico, un desfile de unidades uniformes y separadas. En este sueño, los segundos pasan en fila india desde un futuro inconcebible a través de un presente huidizo hacia las fauces de un pasado irrecuperable. Casi toda la raza humana está de acuerdo sobre esto. Este acuerdo facilita la regimentación del esfuerzo humano, fenómeno que existe sólo porque soñamos con los segundos, minutos y horas. El tiempo medido por el reloj hace posible la existencia de las fábricas.

En contraste, tradicionalmente los aborígenes de Australia no viven según la hora del reloj, sino por lo que se conoce como el *tiempo del sueño*. El *tiempo del sueño* es un reino mítico y no temporal. Allí los ancestros crearon con sus cánticos cada rasgo del mundo natural. Para los que viven según el tiempo del sueño, este mundo es sagrado e inviolable. Ni una piedrita debe ser movida de su lugar.

La gente del *tiempo del sueño* jamás producirá una computadora en miniatura; tampoco producirá una crisis ecológica.

El sueño occidental del tiempo es dualista, pues divide la red de la vida en dos partes irreconciliables: el presente (el cual es real) y el no-presente (*no* real). Según este modelo, la hazaña del rastreador australiano es imposible y absurda puesto que un evento no puede ocurrir simultáneamente en el pasado y en el presente. Agradezco al australiano y a su amigo el antropólogo por la gentileza de indicarnos dónde estriba lo absurdo.

El dualismo es el sueño que sirve de trasfondo y patrón para el tiempo de reloj y todos los sueños modernos. Podemos definir el dualismo como la ilusión de que hay dos principios discretos en el universo: el de uno mismo y el del otro. El dualismo implica el aislamiento, el conflicto y una lucha continua de fuerzas opuestas. Por tal razón, las acciones basadas en un punto de vista dualista son simplistas, agresivas y destructivas. Por ejemplo, un agricultor sueña que su ganado es parte de "sí mismo" y los depredadores son "el otro". Esta división dualista da luz al conflicto. El conflicto sugiere una solución sencilla y agresiva: destruir los depredadores. Ésta es precisamente la solución que ha adoptado la humanidad durante los últimos milenios.

Como el dualismo no percibe la complejidad, no nos hemos percatado de que al destruir los depredadores, alteramos el ecosistema de tal manera que las tierras productivas se empobrecen hasta ser convertidas en desiertos. (El fascinante libro de Alan Savory titulado *Holistic Resource Management*, Island Press, 1988, nos ofrece un análisis profundo de este proceso.) El sueño dualista engendra una procesión interminable de conflicto, agresión y destrucción; cada "solución" crea nuevos problemas que hay que atacar. Si usted vive en el sueño del dualismo, habita un campo de batalla. Al caminar por cualquier ciudad moderna usted se enfrentará con el testimonio más elocuente del dualismo y sus frutos.

En el sueño de la soñadora de la naturaleza, no hay dualidad; no hay una separación entre "uno mismo" y "el otro"; no hay conflicto, agresión o destrucción. En el sueño de la naturaleza, cuando un depredador mata y se come a un animal, no es un asunto de "ellos" contra "nosotros". En la naturaleza todos somos "nosotros". Un animal lento, enfermo o lesionado muere a manos del depredador para el beneficio de todos. Se mantiene la salud de la manada y a su vez el depredador alimenta a su familia. El sueño de la naturaleza es una red compleja de colaboración y todas las partes se apoyan mutuamente.

Ésta es la diferencia más importante entre el sueño del ser humano y el sueño de la naturaleza. La naturaleza sueña con la unión y el éxtasis mientras el ser humano sueña con el aislamiento y la violencia. Para poder mantener la salud espiritual, los seres humanos necesitamos experimentar la unión y el éxtasis. El sueño dualista nos quita el alimento espiritual y promueve una gama de enfermedades de cuerpo y alma. Por esto, la verdadera sanación es la que alimenta el espíritu llevándonos a la fuente del bienestar: el sueño de la naturaleza.

La naturaleza es soñada por los dioses. Los dioses son soñados por la Soñadora Suprema. Comulgar con la naturaleza es comulgar con la divinidad. Por eso, la sanación es esencialmente un rito religioso. La sanadora es sacerdotisa; el sanador, sacerdote. La humanidad reconoce la íntima conexión entre la medicina y la religión. Por eso le otorga a los médicos el estatus de sacerdotes. Hasta en nuestra sociedad, la divinidad regente —la Tecnología Dualista— es representada por iniciados ataviados de mantos blancos.

Sin embargo, a pesar del manto, el practicante que trabaja dentro del sueño dualista sólo puede lograr metas dualistas. Por ejemplo, una mujer consulta con su médico sobre una infección en su sistema respiratorio. Inmediatamente somos "nosotros" —médico y paciente— contra "ellos", los microorganismos en los pulmones de la paciente. Como siempre, el análisis implica una solución sencilla y violenta: "matarlos". Se receta un antibiótico para destruir los microorganismos. Pero cada solución dualista crea un desequilibrio, el cual provoca nuevos problemas. En este caso, el antibiótico altera el ecosistema interno de la paciente. Una megainfección de hongos aflora en su vagina. Se le aplica un fungicida, otra arma dualista, y se genera más destrucción. La paciente se encuentra ahora más vulnerable a la infección de sus pulmones. Al enfermarse nuevamente, se le receta un antibiótico más poderoso y así sucesivamente continúa la guerra.

Hay una manera más provechosa de tratar la enfermedad. La misma paciente me consulta sobre el mismo padecimiento. Sé que no hay tales "otros" contra los cuales debemos luchar. Todos somos "nosotros" procurando obrar por el bien de la mujer. ¿Qué es lo que se esfuerza por manifestarse mediante este padecimiento? Hablo con la mujer y descubro que ha reprimido el dolor de la muerte de su hermana. Lo que debió ser descargado mediante el llanto se alojó en los pulmones y la dejó vulnerable a la infección. ¿Por qué reprimió su gran tristeza? Esta mujer padece de la ilusión de que ella es débil y que carece de valor. En su corazón teme que al expresar su duelo, una marea incontenible de lágrimas la dejará abrumada.

Así como la diosa de las piedras sueña las piedras para que existan, así como el dios de la lluvia sueña la lluvia para que pueda existir, el espíritu de cada especie botánica sueña sus plantas. He entrado en el sueño de muchas plantas; ahora selecciono una que sueña con la fuerza interna. Pido al espíritu de la planta que incluya a mi paciente en su sueño. Inmediatamente la mujer nota una sensación de paz acompañada de una tristeza inefable. Sin entender por qué, se deshace en lágrimas.

Cuando llega a su hogar, empieza a llorar descontroladamente. Su llanto continúa durante dos días, interrumpido sólo por espasmos de tos que producen una flema pesada, vieja. Ya para cuando deja de llorar, su infección respiratoria ha desaparecido. Más importante aún, ella entra en una nueva experiencia de sí misma y comienza a vivir con mayor plenitud.

Hace varios años, la coyuntura de mi hombro izquierdo quedó inmóvil y se tornó muy doloroso. No hubo causa aparente de mi aflicción y ninguno de los sanadores que consulté logró ayudarme. Una tarde se me ocurrió pedirle al espíritu de una planta aliada que me ayudara con esta condición. La respuesta de este espíritu fue que tenía que mudarme de Santa Bárbara.

¡Yo amaba Santa Bárbara! Hacía muchos años que vivía allí y no quería dejar ese lugar. Al menos quería una explicación. Discutí con la planta pero ella no cambió su mensaje. A la larga, me di por vencido y le aseguré que me mudaría. En ese mismo instante, el hombro mejoró un 50%. Eso me brindó el impulso que me hacía falta para desarraigar a mi familia y comenzar una nueva vida en otro lugar.

Tardamos casi un año pero por fin nos mudamos al norte de California, cerca de donde vivía mi padre. Dentro de muy poco, él contrajo una enfermedad terminal. Pude atenderlo, sanar nuestra tensa relación y estar con él al momento de su muerte. También debo mencionar que tras mudarnos de Santa Bárbara, un incendio feroz, impulsado por vientos de más de 130 kilómetros por hora, barrió el cañón donde habíamos vivido, destruyendo nuestro viejo hogar y unas 700 casas más. Una vecina perdió su vida en las llamas. Encontraron los restos de su cuerpo en el cauce de la quebrada cerca de las ruinas de lo que había sido nuestra casa. Durante la mudanza, mi hombro se sanó completamente, pero eso era secundario.

Un hombro inmovilizado, una infección pulmonar; no importa cuál sea el padecimiento. Siempre significa lo mismo: algo beneficioso se esfuerza por manifestarse. En la verdadera medicina, no hay conflicto; no hay enemigo ni enfermedad. Sólo existe la oportunidad de trasladar a alguien desde el sueño de la batalla hasta el sueño de la unión.

Existen diversos sistemas de sanación que nos ayudan a entrar en el sueño de la unión. Aunque las plantas son aliadas naturales para esta tarea, no es necesario trabajar con ellas. Sin embargo, dos cosas sí son necesarias: Primero, la medicina debe de ser no-dualista. Segundo, la medicina requiere del poder de los sueños. Un practicante no adquiere este poder por casualidad. Se requiere una intención pura y bien enfocada. Con el tiempo, esta intención se une al conocimiento y a la destreza.

Algunos sistemas, como la terapia de esencias de flores diseñada por el Dr. Bach, son fuertes en su intención para elevar el espíritu, pero débiles en su conocimiento de cómo hacerlo. En contraste, la medicina convencional del occidente es un Hércules de conocimiento y destrezas, pero fracasa rotundamente en cuanto a su intención. De hecho, la medicina de alta tecnología deliberadamente procura eliminar la intención del proceso de sanación. Los medicamentos modernos son probados clínicamente mediante estudios "a doble ciegas". Estos estudios determinan si los síntomas han desaparecido aun cuando ni el médico ni la paciente sabe si se le ha administrado una droga o un placebo inerte. He acuñado un sobrenombre para estos estudios. Los llamo "los ciegos estudiando a los ciegos" porque la intención es precisamente lo que provee la visión que ayuda al paciente a escaparse del sueño de la enfermedad. Cuando se emplea la técnica del estudio "a doble ciegas", se nos quita la intención. En su ausencia, no hay ninguna sanación por estudiar; sólo queda la cáscara seca conocida como "ausencia de síntomas". La medicina occidental moderna carece de un modelo de salud, así que la ausencia de síntomas es lo máximo que este sistema puede ofrecer.

Tal vez ahora entienda mejor por qué un hombre en Washington soñando con un árbol en México pudo sanar a una mujer en Londres. Primero, el mundo de los sueños no está limitado por el tiempo ni por el espacio. Segundo, las plantas tienen acceso directo a la fuente de la sanación: el sueño divino de la naturaleza.

Para poder llegar a este punto de entendimiento, en esta primera sección del libro hemos examinado los cuatro componentes de la botánica espiritual. Específicamente, éstos son: las plantas, el espíritu, la sanación y los sueños.

A lo largo del camino, hemos considerado el chamanismo, las peregrinaciones, las filosofías indígenas de las Américas y de Australia, la naturaleza de los seres humanos, el tiempo y la realidad. Hemos escudriñado la meta de la botánica espiritual y descubrimos que existe un método para alcanzar esa meta.

Después de todo esto, finalmente podemos contestar la pregunta: ¿"Me lo estoy inventando"? con un rotundo "Sí y no". No, no me estoy inventando lo que los espíritus de las plantas me brindan o lo que hacen por mis pacientes; y sí, me estoy inventando casi todo el resto de mi vida.

Segunda parte

Mi sueño del alma verde

5

Una vida normal

Nací en Chicago. Me crié en Winnipeg, Manitoba y en San Francisco, California. Mi papá manejaba varios negocios y mi madrastra fue ama de casa. Todos los aspectos de mi crianza fueron convencionales, inclusive el divorcio de mis padres cuando tenía ocho años. De niño fui enfermizo y orientado hacia la actividad intelectual. No me sentía conectado a la naturaleza. De hecho, debido a mi alergia al polen les tenía miedo a las plantas. Las veía como enemigas. Un día a finales de los años 60 mientras cursaba estudios graduados en cinematografía, me di cuenta de que desconocía por completo la tierra que habitaba. De repente me pareció urgente explorarla, así que abandoné la universidad y me mudé a una finca en Vermont.

Allí, mi ignorancia de la agricultura me causó incontables contratiempos. No obstante, disfrutaba de la vida agrícola. Me satisfacía cosechar lecciones de los obstáculos. Mis experiencias con las hierbas locales fueron especialmente valiosas.

Comencé a practicar la medicina botánica gracias a una cabra achacosa llamada Eloísa. Una vez a Eloísa le dio una infección en los ojos y la llevé al veterinario. Él me aseguró que no había cura para su mal pero le recetó un medicamento. Le di las gracias y me llevé la receta. Cuando llegué a mi casa boté la receta y —como el veterinario no me podía ayudar— decidí tratar de curarla yo mismo. Consulté un libro sobre botánica veterinaria. Las plantas recomendadas crecían en mi finca, así que las coseché, las preparé y las apliqué según las instrucciones. Dentro de pocos días Eloísa se recuperó completamente. Su enfermedad desapareció para siempre.

Después de varios éxitos, comencé a sentir pasión por la medicina natural. Deseaba ejercer una profesión dentro de este campo. Para lograr mi meta me haría falta un maestro pero no sabía cómo buscarlo; ni sabía si existía tal persona. Un día mis vecinos de Vermont me contaron sobre su amiga Diane, quien había contraído una enfermedad misteriosa en Asia. Ella había viajado extensamente buscando a una persona que pudiera sanarla. Dondequiera que fue Diane, escuchó hablar sobre un gran acupunturista llamado J. R. Worsley. Como ninguno de los otros profesionales la habían podido ayudar, fue hasta Inglaterra para consultar al acupunturista inglés. En muy poco tiempo, Worsley logró sanarla de su enfermedad; de hecho, le facilitó un estado de bienestar que jamás había experimentado. Diane quedó tan impresionada que decidió quedarse en Inglaterra para poder estudiar con el profesor Worsley.

Este relato me dio la fe que necesitaba para saber que la clase de maestro que buscaba existía y que seguramente lo encontraría. Para comenzar, dejé la finca. Luego de tres años y muchas desilusiones, encontré por fin a mi maestro. ¡El mismo J. R. Worsley! Lo oí por primera vez durante una conferencia sobre los cinco elementos según la medicina clásica de la China. Encontré a Worsley práctico, profundo y muy entretenido. Su acercamiento a la medicina afirmaba todo lo que yo había aprendido en la finca, e intuí que él me enseñaría todo lo que quería saber. Quedaron en el olvido mis plantas silvestres en lo que fui a Inglaterra a aprender lo que podía sobre la acupuntura.

Descubrí que la medicina china atribuye la sanación al equilibrio de las energías naturales. En la época clásica de la medicina china, los médicos enfatizaban mucho en la salud mental y espiritual. El

Dr. Worsley enseña que estos aspectos del ser humano están al alcance de la acupuntura. A tono con la tradición clásica, él demuestra que nuestro planeta y sus habitantes estamos hechos de la misma energía que impulsa los cambios de las estaciones. De hecho, dice que las estaciones influyen y hasta moldean la naturaleza humana. Cada uno de los cinco elementos corresponde a una estación, y las energías de estas estaciones nos sustentan de maneras diferentes.

La energía cálida del verano se manifiesta en las estructuras que mantienen nuestra temperatura: las glándulas sudoríparas, el corazón, el sistema circulatorio y el fuego metabólico que anima cada célula. Nuestra supervivencia física depende de que se mantengan ciertos niveles de calor, y el calor también es necesario para los procesos mentales. Cuando sentimos el calor humano de los que nos rodean, conocemos la alegría. El espíritu humano florece entre el calor y la alegría que le dan sentido a la vida.

Según la medicina clásica de China, el tiempo entre el verano y el otoño —la dorada temporada de cosecha— es la quinta estación. Durante esta época del año la madre naturaleza nos ofrece la dulzura de cosechas abundantes. Estas cosechas proveen alimento para el cuerpo, entendimiento para la mente y un espíritu que responde compasivamente a las necesidades de los demás. El estómago, el bazo, el páncreas y las mamas procesan y ofrecen los alimentos.

En lo que mengua el viejo año, la frescura del aire anuncia la llegada de un nuevo ciclo. Los pulmones reciben inspiración y orientación mientras el colon elimina no sólo el excremento sino también los rencores, dolores, tristezas y sentimientos de menosprecio. El otoño nos enseña a valorar lo que tenemos y a sentir el duelo por todo lo que hemos perdido.

El invierno es un tiempo de quietud interna que nos conecta con la fuente de nuestras aspiraciones y la voluntad para lograrlas. La tierra duerme mientras lluvia y nieve llenan los lagos, ríos y otras reservas del más preciado líquido vital. Nuestros riñones y la vejiga urinaria controlan los líquidos del cuerpo, y así permiten que fluyan las energías físicas, mentales y espirituales. El invierno nos conecta con el miedo . . . y con el misterio.

La primavera es una explosión hacia el futuro, un tiempo de nacimiento y crecimiento. Estas energías no se detienen cuando llegamos a nuestra altura física de adultos. Seguimos creciendo durante toda la vida. Si no, quedamos atrofiados, frustrados y encolerizados. El hígado y la vesícula organizan nuestro crecimiento.

Las cinco energías de las estaciones son los cinco elementos. Todas las cosas —y todos los seres vivientes— estamos hechos de estos elementos. La medicina clásica de China nos enseña que el equilibrio entre estos elementos es la salud y que su desequilibrio es la enfermedad. La meta de este sistema es simplemente restaurar la armonía natural. Cuando esto se logra, los síntomas desaparecen porque los síntomas no son más que mensajeros del desbalance.

Según la medicina china, el estado de equilibrio de los elementos dentro de una persona se puede detectar al observar sus emociones. Hay varias maneras de auscultar las emociones de una persona. Un animal sabe precisamente cómo se siente una persona al olerla. Como estudiante de acupuntura aprendí a recuperar el uso de mi nariz para también poder oler las emociones de la gente. Las emociones también tienen color. Aprendí a percibir el tono sutil pero distintivo que cada emoción le presta al cutis. Las emociones se expresan mediante el sonido. Cuando sentimos compasión, por ejemplo, nuestras voces cantan. Si tenemos coraje, hacemos sonidos más toscos. Antes de entender las palabras, los infantes interpretan el sonido de la voz perfectamente. Como adulto aprendí a re-sensibilizarme y así recuperé estas instintivas fuentes de conocimiento.

Finalmente, las emociones se manifiestan mediante los latidos del corazón. Aprendí un procedimiento de la medicina clásica de China que me permite tomar el pulso arterial en doce lugares distintos. Esta práctica me brinda información detallada sobre la interrelación y el equilibrio de los elementos dentro de una persona.

El profesor Worsley también me educó sobre el espíritu. Una vez pasó una semana completa hablando del espíritu. El último día de aquella semana nos ilustró sus enseñanzas mediante una prueba inolvidable. Uno por uno, invitó a cada estudiante a recibir acupuntura para su espíritu. Dentro de poco, un hombre se reía incontrolablemente mientras otro, enmudecido, se sentaba en un rincón del salón aparentemente maravillado. Una mujer se reía suavemente mientras por sus mejillas bajaban lágrimas. Otra lloraba y gritaba iracunda. Las agujas del Dr. Worsley habían tocado el espíritu de cada estudiante y la experiencia nos transformó a todos.

Cuando el profesor me aplicó las agujas, sentí fluir por todo el cuerpo manantiales de energía centelleante. Después, no noté otro cambio. Cuando reflexioné sobre los puntos de acupuntura que él había estimulado recordé que eran puntos utilizados para remendar energías lastimadas por trauma. Esto me dejó perplejo porque estaba enamorado y no preveía ningún trauma. Al otro día, cuando llegué a mi casa, mi amada me saludó con las nuevas de que nuestro romance había acabado. Sus palabras me causaron mucho dolor, pero no me destrozaron porque ya había recibido el tratamiento.

En Inglaterra, comencé a apreciar cómo los cinco elementos de la naturaleza rigen la vida de los seres humanos. Observé que cuando éstos están en desequilibrio, nos impulsan unas ansias que nos afectan los pensamientos, los sentimientos, los gustos y antojos, la voz, el olor corporal y el color del cutis. También pude observar que estas ansias distorsionan nuestra experiencia de la vida. Más importante aún, aprendí que nuestros síntomas sirven para dramatizar el verdadero malestar, la necesidad del alma.

En el 1976, volví a los Estados Unidos lleno de entusiasmo y deseoso de ofrecer a mis pacientes el sol estival, la dulzura de la cosecha, la inspiración del otoño, la paz del invierno y el renacimiento primaveral mediante la acupuntura.

Durante los primeros años pensé mucho en lo que el profesor Worsley nos había enseñado sobre las plantas. Aquí lo resumo en dos sencillas oraciones: "Cualquier cosa que pueda hacerse con agujas, se puede lograr con plantas. Pero si utilizan las plantas, ¡por Dios, utilicen las hierbas silvestres que crecen en donde ustedes viven porque las plantas silvestres de su entorno son *mil veces más potentes* que las plantas que crecen en otro lugar"!

Me gustó mucho esa enseñanza. No sabía por qué las plantas silvestres de mi alrededor son tan potentes y no tenía idea de cómo las plantas podrían sanar el espíritu. Tampoco lo sabía el Dr. Worsley. Creo que hablaba por su intuición. Mi intuición corroboró la verdad de sus palabras.

En julio del 1980, después de un año docente en la Facultad de Acupuntura Tradicional de Worsley en Inglaterra, volví a California. Mientras volaba sobre el territorio del noroeste de Canadá, me hice una promesa solemne: "Voy a revivir el uso de las plantas de mi región para sanar el espíritu de la gente". Fue una promesa imprudente. Para sustentarla, sólo contaba con el idealismo de mi juventud. No obstante, idealista y joven al fin, tomé mi promesa muy en serio.

Al llegar a Santa Bárbara, comencé a buscar información sobre los usos medicinales de las hierbas locales. La literatura botánica que conseguí me ayudó muy poco. Todo lo que encontraba trataba de las plantas europeas y de la costa oriental de Norteamérica. Tampoco logré aprender mucho hablando con los indígenas de la región pues debido al genocidio cultural, el folclor botánico del pueblo chumash estaba casi extinto.

Sin autoridad alguna que me orientara, resolví utilizar mi propia mente. La medicina china me proveyó una serie de correlaciones que decidí aplicar a las plantas con el fin de auscultar algunas equivalencias básicas. Por ejemplo, de la energía del tiempo de cosecha surgen el color amarillo, el sabor dulce y la capacidad del estómago de digerir los alimentos. La primera planta que consideré fue el hinojo *(Foeniculum vulgare)*. Esta planta produce flores amarillas durante la temporada de cosecha. Toda la planta es intensamente dulce y tiene fama de actuar como tónico para el estómago y los procesos digestivos.

Mi método analítico fue exitoso con el hinojo porque esta planta se veía saturada de la energía del tiempo de cosecha. Lamentablemente el primer éxito de mi método analítico fue también el último. Todas las otras plantas que estudié manifestaban una mezcolanza de pistas contradictorias: el color de la planta correspondía a una estación, el sabor a otra, y el momento de su desarrollo a una tercera. Entendí que ésta no era la manera de lograr mi meta y no sabía cómo podría cumplir con mi promesa. Me hacía falta una nueva perspectiva, un nuevo acercamiento. Sin una sóla idea de cómo proceder, decidí abandonar el proyecto.

Ya para ese momento había ido por primera vez a visitar a don José Ríos (Matsuwa), chamán del pueblo huichol de México. Aquel encuentro con Matsuwa, ya descrito en el tercer capítulo de este libro, me impresionó profundamente. Intuí que un aprendizaje en el campo del chamanismo podría ayudarme con el proyecto de las plantas, pero desconocía una forma práctica de recibir instrucción chamánica.

Dentro de unos meses, me visitó Carolyn Carr, quien quería recibir acupuntura para tratar sus retos de salud. En lugar de pagarme con dinero, ella propuso enseñarme algo que "seguramente me interesaría". No conocía bien a Carolyn y no tenía idea de lo que ella me quería enseñar, pero instintivamente acepté su oferta. Pronto confirmé que había tomado una buena decisión. De niña, Carolyn había descubierto que podía abandonar su cuerpo y viajar más allá de las limitaciones del tiempo y del espacio para adquirir conocimiento y poder. En una palabra, Carolyn era chamana, aunque en ese momento ni ella ni yo sabíamos que esa palabra la describía. De todos modos ella me enseñó a viajar entre los mundos del sueño. Trabajé con ella durante un año mientras profundizaba mi conocimiento de la acupuntura y exploraba otras áreas de mutuo interés. Jamás se me ocurrió aplicar los métodos chamánicos a mis estudios de plantas.

Cuando Carolyn y yo dejamos de trabajar juntos, me quedé con las ganas de aprender sobre el chamanismo. Me enteré que Michael Harner, antropólogo norteamericano, enseñaba técnicas básicas de chamanismo mediante un curso que duraba un fin de semana, así que viajé a Nueva York para estudiar con él. Me alegré al descubrir que mi trabajo con Carolyn me había preparado bien; pues ya conocía algunas técnicas chamánicas. Me agradó mucho el curso de Michael. Sabía que este hombre tenía mucho más que enseñarme así que me apunté para seguir estudiando con él.

Fue Michael quien me sugirió una técnica para contactar el espíritu de las plantas. Resultó ser precisamente lo que me hacía falta para poder cumplir con mi promesa. El llantén *(Plantago major)*, la primera planta que contacté, me aseguró que los espíritus de las plantas se alegrarían mucho al tener la oportunidad de enseñarme y que, de hecho, habían estado esperando por casi 200 años para que alguien del mundo moderno les pidiera ayuda con la sanación del espíritu humano.

Después de ese primer contacto, aproveché todas mis horas libres para aprender de las plantas locales. Ya que había aprendido su idioma —el de las cinco estaciones—, los espíritus de las plantas se convirtieron en grandes recursos para mí y mis pacientes. Comencé a integrar sus enseñanzas a mi trabajo; con mucha cautela al principio, pero con más confianza según iba adquiriendo evidencia de que sí funcionaba.

En varios meses había obtenido un acervo de conocimiento práctico sobre las plantas de mi región. Sabía que mediante otros métodos, hubiera tardado generaciones en alcanzarlo.

Fui bendecido al tener maestros excepcionales, pero ningún otro aspecto de mi historia está fuera de lo común. Carezco de talentos especiales y poderes mágicos. Tuve una niñez de clase media con las dosis normales de sufrimiento e inseguridad. Mis padres sólo me prepararon para vivir en el mundo materialista de nuestros tiempos y no fui iniciado en ninguna tradición indígena. Con los años he llegado a apreciar y honrar el carácter normal de mi vida, pues demuestra lo mucho que una persona puede lograr con un solo recurso: el deseo sincero de aprender sobre la sanación.

6

Fuego

Ya cansado, iluminando el firmamento con una luz muy tenue, el sol pone fin a su diario trajín de atravesar nuestro cielo. Sobre la tierra crecen cristales de hielo entre los tallos ennegrecidos de las plantas. Las aves que no migraron hacia el sur esconden sus cabecitas bajo el plumaje de sus alas. No tienen motivo para cantar. Entre todas las criaturas, sólo los seres humanos son felices y locuaces; pues la gélida negritud no penetra el círculo de su fogata. Allí se sientan a compartir las aventuras del día. Se regocijan de la buena suerte y se ríen de la mala, porque conocen el placer del calor compartido.

Las madres más jóvenes acuestan a sus hijos. Los niños mayores se sientan a los pies del cuentista, esperando ansiosamente una de sus historias. El narrador mira las anhelosas caritas de los niños y se ríe para sí. Coloca dos troncos de madera sobre el fuego. "Gracias, hermanos mayores", dice.

La voz de una niña irrumpe en el súbito resplandor: "Cuentacuentos, ¿por qué siempre que le habla a la leña, le llama 'hermano mayor'?"

Los adultos se ríen. Saben que esta pregunta será contestada con el cuento de "Por qué el sol descansa de noche". Esta es una historia compleja protagonizada por algunos de los mejores personajes del narrador: el oso, la trucha y la mata de moras.

El cuento nace salpicado de risitas y carcajadas y continúa hasta tarde. Uno a uno, los niños se van quedando dormidos. Cuando concluye la historia, el narrador se ríe a solas mientras apaga el fuego. Secándose dos lágrimas de las mejillas, su esposa se le acerca y su sonrisa le brinda una invitación. El cuentacuentos percibe luminosas brasas ardientes en los ojos de su amada.

Esta estampa ilustra cómo la fogata une a la gente; a la vez, le brinda calor físico y le inspira la alegría de estar juntos. La fogata es el sol mismo. Las plantas que usamos como leña almacenaron su energía en los tejidos de sus cuerpos.

Recibimos nuestra energía al consumir la energía solar almacenada en las plantas y en los animales. El sol hace posible cada latido del corazón y cada paso que damos. Cada célula del cuerpo humano es como un pueblo congregado alrededor de su fogata metabólica. El fuego evita que nos muramos de frío y nos ofrece los regalos de la risa y el regocijo.

Las hojas de las plantas se orientan siempre hacia el sol. Las células se orientan hacia el corazón, nuestro sol interno que irradia su calor mediante el flujo de la sangre. ¿Cómo es una persona de corazón cálido? ¿Cómo es alguien de corazón frío? Estas palabras son más que simbólicas. Reflejan una realidad. El sol que brilla sobre el alma nos permite conocer el placer, la alegría y la ternura.

Hace poco me consultó un señor de unos cincuenta años. Su corazón se había enfriado tanto que ya no se entusiasmaba por nada. Simplemente recibía sus cheques de desempleo y daba vueltas en su casa entre un laberinto de proyectos sin terminar. Le ofrecí el espíritu de una planta que le calentara el espíritu y le diera el valor que necesitaba para poder encargarse de su vida una vez más. Su cara se enrojeció. Al otro día me llamó para decirme que tenía fiebre y que no había dejado de llorar desde la noche anterior. ¿Qué podría hacer yo para apagarle el fuego? Le aseguré que tanto el calor como la tristeza pasarían dentro de poco y que pronto se sentiría mucho mejor.

Al día siguiente, llamó con un nuevo entusiasmo en la voz. Quería hablar conmigo. Me invitó a cenar. Aquella noche sus palabras estaban repletas de propósito y vigor. Ese mismo día tomó los pasos necesarios para cerrar un trato de negocios que había estado estancado por meses. También llamó a la universidad para comunicar a sus colegas qué pasos había que tomar para culminar exitosamente uno de sus inventos que durante años enmohecía en una esquina del laboratorio. No es casualidad que su invento combinara un artefacto y nuevas técnicas quirúrgicas para eliminar obstrucciones en las arterias cardíacas.

Las antiguas religiones del pasado adoraban el sol y el corazón. Según nuestra ciencia moderna, el sol es sólo un gas radioactivo y el corazón es simplemente un músculo. Hemos abandonado la sabiduría del pasado para favorecer las supersticiones científicas. A la vez, los ataques cardíacos —casi desconocidos cien años atrás— son una de las mayores causas de mortandad moderna.

En realidad, muchos infartos son causados no por el corazón mismo sino por una falla del "protector del corazón". Los chinos de la antigüedad comparaban el corazón con un emperador iluminado, la encarnación del amor en la tierra. El emperador controla todas las actividades del imperio de su cuerpo-mente-espíritu pero no puede defenderse de los choques, insultos y enredos de la tosca vida de la calle. Para aislarlo un poco de estas fuerzas, el emperador cuenta con un ministro conocido como el "protector del corazón". Este ministro nos ayuda a no tomar las cosas "muy a pecho". Cuando el protector del corazón está fortalecido, las dificultades nos resbalan y mantenemos viva la alegría. Cuando el protector del corazón está debilitado, sufrimos exageradamente la vulnerabilidad y la desconfianza, y la amargura invade nuestras percepciones.

El protector del corazón no corresponde a ningún órgano. No se puede señalar en un cadáver. Por esta razón, pocos médicos convencionales lo toman en serio. No obstante, es tan real como la nariz. Quizás más real aún, ¡porque ningún cirujano plástico puede remodelar el protector del corazón!

Ralfee Finn, que hoy practica la botánica espiritual, experimentó intensamente lo que puede suceder cuando el protector del corazón recibe el calor que necesita después de años de privación. Por medio de una carta compartió conmigo el siguiente relato:

> Estaba escéptica antes del tratamiento. No sabía qué esperar, pero al recibir la primera tintura, caí en un estado de conciencia muy profundo y vi un espíritu; sabía que era el espíritu de una planta.* Después de recibir la segunda tintura, escuché la música de Chopin. ¡Fue como si él mismo estuviera presente! Como si yo estuviera dentro del piano! ¡Aquella música fue tan hermosa!
>
> Cuando me dio la tercera gota, un ángel apareció ante mí. Me sentí maravillosamente bien. Mucha energía subía y bajaba por mi pecho. Esa noche tuve unos sueños bien importantes.
>
> Por unas catorce horas, me sentí feliz, elevada. Entonces comenzó un proceso de limpieza difícil. En el nivel físico, durante días sufrí de diarrea. Eso fue poco comparado con el devastador trabajo emocional. Comencé a caer en mi comportamiento habitual de sentirme herida. Usted pidió que demostrara algo frente a la clase y no pude hacerlo. Me sentía abrumada por los viejos sentimientos: el de no ser suficientemente buena, el de ser "la traicionada", el de ser la marginada del grupo, el de querer retirarme a un lugar dentro de mí en donde "estoy mejor sola". Este último sentimiento siempre exacerba mi sentido de estar marginada. Como es "mejor" no integrarme al grupo, me quedo aislada.
>
> Lo interesante es que aunque experimenté todo esto en un nivel muy profundo de mi ser, también pude observar todo el proceso,

---

**Unos meses después, presenté una planta conocida como "corazón sangrante" a Ralfee y sus compañeros de clase. Luego de visitar al espíritu de esta planta, Ralfee me dijo que yo debí haberle dado el espíritu de esta misma planta durante su primer tratamiento porque el espíritu que conoció durante su viaje en la clase fue el mismo que vio durante aquel tratamiento. Cuando consulté mis apuntes, constaté que era cierto. — E.C.*

conciente de que siempre me había sentido así. Llegué a la raíz de mi dolor, el sentirme profundamente aislada y desconsolada.

Durante doce horas pasé por el infierno. Repasé todos los peores recuerdos de mi vida: la enajenación y la traición que viví como músico profesional, el dolor que sentí cuando dejé mi comunidad espiritual y ni uno sólo de mis setenta y cinco "amigos del alma" me llamó para saber por qué ya no estaba allí. De niña, pasé por muchas situaciones parecidas. Jamás llegué a sentir que pertenecía al grupo.

Aquella noche tenía hasta ganas de suicidarme. Quizás suene raro pero siento que pude pasar tan rápidamente por todo este proceso porque, de alguna manera, el tratamiento me sostenía.

Al otro día en clase, viajamos al elemento Fuego y a los órganos del cuerpo correspondientes. Cuando visité al protector de mi corazón, sólo vi una enorme herida desgarrada.*

Comencé a percibir que esta herida era de índole espiritual. Entendí que mi actitud hipercrítica, mi cinismo y mi desconfianza —que por tantos años habían sido parte de mí— eran defensas que yo había creado para protegerme del dolor de no pertenecer.

Durante el tercer día tuve el valor de compartir mis sentimientos con la clase. Esto fue para mí un enorme salto de confianza. Anteriormente, jamás hubiera podido hacer algo así.

Desde aquella experiencia he notado cambios dramáticos. Me es mucho más fácil afrontar situaciones nuevas. Cuando regresé a casa después de nuestra clase, fui a la primera reunión de una clase de baile en la cual me había matriculado. Cuando llegué, había unas cien personas allí. Me entró el viejo pánico: "Hay demasiada gente aquí. ¡Me voy!" Pero pude quedarme y hasta disfrutar de la clase. Para otras personas quizás esta situación represente un reto de poca importancia, pero para mí fue un gran avance el sentirme lo suficientemente protegida como para participar de esa manera.

He viajado a Los Ángeles y a Nueva York. Dondequiera que voy, me siento completamente cómoda. Es como si cada tratamiento me repusiera una esencia vital. Cada vez que recibo el espíritu de una planta me siento más fortalecida. Cada vez se me hace más fácil

---

* *Esto corresponde a mi percepción de la condición de Ralfee en aquel momento. —E.C.*

confiar. También me siento más resistente. Mi vida no me desespera. Sé que no tendré que pasar otra vez por la desesperanza.

Lo otro es que por primera vez en años, me interesa la sexualidad. ¡Esto es algo grande! Y no tengo que usar colorete. Todo el mundo me dice que me veo radiante. Nadie puede creer que no me maquillo. La luz irradia desde mi interior.

Me encuentro mucho más cómoda con mi cuerpo. Años de terapia de "imagen corporal" no pudieron cambiar lo que unos pocos tratamientos de botánica espiritual sí lograron. No es tanto que mi cuerpo está cambiando (aunque sí, he bajado de peso). Es que me siento liviana por dentro. Tengo más vitalidad y más habilidad para poder lograr lo que quiero hacer.

No es que recibes tratamiento del espíritu de una planta y de repente rebajas treinta libras, aunque supongo que esto también podría suceder. Es como si el amor y el apoyo que uno busca en la droga elegida, sea la comida, el alcohol o las compras, ahora emanaran desde adentro.

El día del solsticio de verano, cuando más demora el sol en su viaje a través del cielo, se celebra un gran festival en Santa Bárbara, California. Al medio día comienza el desfile por la calle principal. Las personas que no participan del desfile observan desde la acera. El desfile está dedicado al sol, al verano y muy especialmente, a la alegría. Las carretas están diseñadas para alegrarle el corazón al pueblo. Amenizan la fiesta monstruos grotescos, payasos de diez pies de altura, bailadores de samba en zancos, malabaristas en patines, serpientes tan largas como una cuadra, disfraces estrafalarios, artistas de pantomima y bandas de jazz. Cuando se acaba el desfile, tanto los participantes como los espectadores caminan hasta un parque cercano para pasar lo que queda del día bailando y festejando.

El festival del solsticio estival en Santa Bárbara se celebra sin fines de lucro. Nadie recibe compensación económica por las enormes tareas de organizar y preparar el evento. Esto es algo raro en nuestra cultura. ¿Por qué? La contestación tiene que ver con el fuego, el sexo y el espíritu.

Come on, baby. Light my fire! ("Ven, nena. ¡Enciende mi fuego"!) No hay que ser intelectualmente dotado para entender la conexión entre el fuego y el sexo. El fuego es lo que nos brinda el placer. Analicemos brevemente a ver qué tal estamos en torno al calor sexual. En el nivel físico estamos plagados de problemas. La impotencia, la frigidez y la eyaculación precoz causan tensiones matrimoniales. Los embarazos de adolescentes y pre-adolescentes y las enfermedades transmitidas sexualmente también representan problemas graves. Si estamos disfrutando del placer erótico, siempre parece ser con las personas equivocadas en el momento menos propicio. Mentalmente, hombres, mujeres y jóvenes viven atormentados por las burlas y las presiones. El sexo vende alcohol, cigarrillos, café, leche, las llantas de nuestros autos, casas, pintura, equipos electrónicos y ropa, entre otras cosas.

Buscamos el calor porque nuestros espíritus se han enfriado. Nuestros padres y maestros, ¿se encargaron de calentarnos el espíritu? Los que sí lo hicieron probablemente son figuras inolvidables en nuestros recuerdos.

Tenemos una sola institución que reconoce el espíritu humano: la iglesia. Pero casi todas las iglesias son solemnes y secas. ¿Dónde están los templos consagrados a la risa divina?

¿Qué le brinda calor y placer al espíritu? No tiene que ver con la cantidad de personas con las cuales nos acostamos. El romance no nos garantiza la alegría. Tampoco nos calientan los bombardeos dirigidos a Bagdad. Sólo el amor nos puede calentar. Vivimos en una sociedad de corazones fríos. Estamos frígidos de espíritu. Por esta razón, sufrimos ansias infantiles de obtener más y más placer.

Los vendedores de toda clase de mercancía aprovechan esta inquietud hasta más no poder. Llegamos a asociar el placer con las cosas que podemos comprar. Por esta razón, los festivales como el del solsticio en Santa Bárbara son escasos. Si tuviéramos una relación más saludable con el sol, todos los pueblos disfrutarían de celebraciones inocentes, sin fines de lucro.

Al observar los efectos del sol sobre las plantas, los médicos de la antigua China sostenían que el fuego tiene el poder para madurar las cosas. Un ser humano maduro tiene el espíritu calentado por el fuego del amor.

Las personas de sociedades maduras como la hopi han hecho observaciones penetrantes sobre nuestra cultura. Fred Coyote cuenta sobre un antropólogo que visitó a un abuelo hopi con el fin de grabar algunas de las canciones de su pueblo. El viejo lo llevó hasta un precipicio y le cantó una. El antropólogo, quien apuntaba y grababa, le preguntó: ¿"De qué se trata la canción"?

El abuelo le dijo: "Esta canción describe qué pasó cuando los kachinas bajaron a las montañas y las nubes de trueno se fueron acumulando alrededor de los picos de San Francisco. Cuando la cantamos, las nubes atraviesan el cielo del desierto y llueve sobre nuestros huertos. Entonces tenemos comida para nuestros hijos".

Entonces el viejo le cantó otra canción, y el antropólogo volvió a preguntarle de qué se trataba. El abuelo le dijo: "Esta describe cuando mi esposa fue al manantial sagrado a buscar agua para poder preparar la comida y las medicinas; pues sin ese manantial sagrado no sobreviviríamos".

Así siguieron durante toda la tarde. Cada vez que el abuelo cantaba, el antropólogo le preguntaba el significado de la canción y el viejo le explicaba. Siempre era sobre un río, la lluvia, un manantial. Eventualmente el antropólogo le preguntó impaciente:

¿"Es el agua el único tema para ustedes aquí"?

"Sí", contestó el viejo. Explicó: "Durante miles de años en este país, hemos aprendido a vivir en este lugar. Nuestra necesidad de agua es muy grande; es la necesidad más grande que hay entre nuestras familias, nuestra gente, nuestras naciones. La mayoría de nuestras canciones tratan sobre nuestra necesidad mayor. Dicho sea de paso, yo escucho mucha música norteamericana. Me parece que la mayoría trata sobre el amor. ¿Será por la misma razón? ¿Será que el amor escasea en su país"?*

Adelle, una atractiva mujer de unos cuarenta años, vino ansiosa por recibir tratamientos de botánica espiritual. Sonreía con facilidad y se reía mucho. Era exitosa profesionalmente, amaba a su esposo e inspiraba cariño y buena voluntad entre sus vecinos y colegas. Su risa era un poco dura, pero Adelle aparentaba tener mucha energía. Nadie hubiera adivinado que se sentía agotada.

La voz, emoción, olor y color de Adelle me reveló lo que ella misma no podía confiarme: su fuego se estaba apagando. Al mirar su cara noté un tono cenizo, la ausencia del color rosado saludable. (Un color rojizo saludable no tiene que ver con la exposición al sol. Surge del rubor de la alegría y del placer internos.)

Disimuladamente husmeé el olor de su cuerpo y me llegó un leve aire oloroso a pan quemado. Aún cuando hablaba de cosas tristes, la risa dominaba su voz. Aparentaba estar alegre, pero su alegría era forzada. Inferí que había sido tratada con frialdad e indiferencia y que se sentía desamada y descorazonada. Con tanto esfuerzo para aparentar ser feliz, estaba totalmente agotada.

**Anécdota tomada de* I Will Die an Indian *(¡Moriré como indio!) cortesía de* The Sun Valley Center for the Arts and Humanities, Institute of the American West, *anteriormente una división de* The Sun Valley Center, Sun Valley, Idaho 1980.

Invoqué el espíritu del penstemon de las colinas bajas. Esta planta tiene una hermosa flor color violeta que alegra el corazón de quien la contemple. El espíritu de esta planta trae felicidad pero no es narcótico. Te pone a trabajar para que puedas despojarte de los dolores del corazón. Después de recibir el espíritu del penstemon, Adelle cerró los ojos y dijo sentir una sensación agradable "de color violeta". Cotejé sus pulsos y, como habían reaccionado muy favorablemente, di por terminado el tratamiento.

Nada fuera de lo normal le pasó a Adelle hasta el día siguiente. Alrededor del mediodía sintió síntomas de gripe con fiebre. Acostada con los ojos cerrados, comenzó a revivir un momento que había enterrado en el olvido. Acaba de convertirse en señorita y se ha tirado en la cama. Su cuerpo está cubierto de ronchas dolorosas y siente dolor en el vientre. Es el dolor más fuerte que ha sentido en su vida. De repente su madre entra en el cuarto, la mira y le dice: "Te sientes mal porque ya eres mujer, ¡y la vida de la mujer es puro dolor y sufrimiento"! Sin decir otra palabra su madre sale del cuarto. Adelle la joven (y ahora Adelle la mujer) lloran desconsoladas. ¿Cómo es posible que su madre fuera tan fría e indiferente?

Mientras el dolor de ese episodio comenzó a aplacarse, Adelle se encontró reviviendo otro momento doloroso: la muerte de su padre. Este trauma fue seguido por otro . . . y otro más. Adelle pasó tres horas llorando en su cama. Después, se sentía un poco vulnerable pero suficientemente bien como para levantarse. Los síntomas de la gripe se habían desvanecido.

Durante los días siguientes, Adelle se sentía extraordinariamente bien. La comida le sabía a ambrosía. La música la conmovía hasta las lágrimas. El sexo la llevó a nuevos niveles de éxtasis y su relación con su esposo fue renovada. Sus quejas de agotamiento quedaron en el olvido pues ya el sol brillaba en su corazón.

Preguntas: El elemento Fuego y usted

Estas preguntas le brindan una oportunidad de saborear su relación con el elemento Fuego. Relájese cerca de una llama; podría ser la de una vela o la plena luz del sol. Disfrute del brillo, agradezca la presencia del fuego en su vida e invítelo a iluminar su amistad con este elemento. Considere estas preguntas una por una y dirija sus contestaciones al fuego mismo. Llore o ríase según éstas le provoquen. Exprese lo que haya en su corazón. Contradígase si quiere. Las contestaciones honestas son las correctas.

1. *¿Recuerda la última vez que se rió a carcajadas?*
2. *¿Cómo se siente cuando hace mucho calor? ¿Cómo se siente cuando hace mucho frío?*
3. *¿Cambia mucho de sentimientos (va del calor al frío) con la gente? . . . ¿con las cosas?*
4. *¿Cómo se siente comiendo alimentos calientes? ¿Le mueve la música caliente?*
5. *¿Se viste de rojo? ¿Se compraría un auto rojo? ¿Viviría en una casa roja?*
6. *¿Cuáles son sus sentimientos acerca del verano?*
7. *¿Cuáles personas o cuáles causas (o cosas) le apasionan?*
8. *¿Qué hace para divertirse?*
9. *¿Cuándo sintió que tenía el corazón roto?*
10. *¿Cuándo se sintió descorazonad@?*
11. *¿Cuándo se sintió fuera de control?*
12. *¿Cuándo ha intentado controlar a los demás?*

13. *¿Le causa alegría su trabajo?*
14. *¿Le brinda alegría su vida familiar?*
15. *¿Cuándo se ha sentido vulnerable y desprovist@ de protección?*
16. *¿Cómo se siente en las fiestas?*
17. *¿Ha escuchado un buen chiste recientemente?*
18. *¿Cómo está su vida sexual?*
19. *¿Cuáles actividades realiza usted con todo el corazón? ¿Cuáles realiza desanimadamente?*
20. *¿Disfruta de compartir con otras personas?*
21. *¿Cuán importante es la amistad en su vida?*
22. *¿Transpira mucho o poco? ¿Fácilmente o con dificultad?*
23. *¿Tiene problemas circulatorios?*
24. *¿Cómo se siente al estar bajo el sol caliente? ¿Cómo se siente cuando las nubes tapan el sol?*
25. *¿Cuándo ha soñado con fuego y explosiones?*
26. *¿Le gustan las cosas quemadas y amargas (por ejemplo, el café y las tostadas quemaditas)?*
27. *¿Qué cosas le amargan la vida?*
28. *¿Se siente amad@ por su pareja? ¿Se siente amad@ por su familia? ¿Por sus amistades? ¿Por sus compañeros de trabajo?*
29. *¿Cuándo creyó que jamás volvería a amar?*
30. *¿Cuándo sintió que su corazón desbordaba de amor?*

Luego de escribir o de pensar en sus contestaciones, reflexione sobre cuáles preguntas crearon las respuestas de mayor carga emocional. ¿Cuáles preguntas le parecieron fáciles y cuáles difíciles de contestar? ¿Reconoció usted dónde su fuego —su pasión por la vida— está fuerte y dónde está débil?

Nuevamente, diríjase a la llama o al sol y pídale que le indique en qué aspecto de su vida está la pasión, la llama de su vida, casi extinta o justo a punto de encenderse. Pregúntele al fuego dentro de su ser cómo y dónde quisiera arder con más intensidad y alegría. Finalmente, siéntese tranquilamente y permítase sentir tanto la alegría como el dolor de su fuego interno. Estos sentimientos le acercarán al calor corporal, a la chispa mental y a la pasión de su corazón: a su propio Fuego.

7
Tierra

Antes de yo nacer, mi hermosa Madre de piel morena anhelaba amamantarme. Esperó mucho tiempo para que yo llegara —siglos, quizás— hasta que ya no pudo esperar más. Retiró dos bultos de carne de su propio cuerpo y los moldeó hasta crear dos jóvenes, hembra y varón. Hizo que los jóvenes se enamoraran y se unieran para crear un hijo: ¡yo! ¡Por fin llegué! ¡Qué felicidad sentía mi hermosa Madre de piel morena! ¡Qué contenta se puso!

Una vez llegué, hubo bastante trabajo que hacer porque me dio hambre y comencé a llorar para que me alimentara. Mi Madre hizo que los vellos de su hermoso cuerpo color café crecieran verdes y altos y que produjeran frutas y semillas. Ella hizo que estos alimentos fueran hermosos y me dio ojos para disfrutar su belleza. Los hizo olorosos y me dio una nariz para que su perfume me agradara. Los hizo sabrosos y me dio una lengua para deleitarme de sus sabores. Los hizo nutritivos y me dio una buena panza para digerir sus jugos y así convertir la carne de mi Madre en mi carne.

Mi hermosa Madre de piel morena sabe que si yo me alejara de ella, muy pronto me debilitaría. Por esta razón me mantiene cerca, ofreciendo su cuerpo siempre a las plantas de mis pies. Al sentirla siempre apoyándome, sé quién soy y dónde estoy parado. Como estamos siempre juntos, aprendo de su ejemplo. Ella me comprende y me enseña a entender a los demás. Cada vez que me alimenta, me siento más seguro y así aprendo a ser generoso. Nunca me abandona; asimismo me enseña la lealtad. Como nunca se olvida de mí, aprendo yo a recordar. Quizás la memoria sea el regalo más grande que me ha brindado . . . porque ésta me permite recordar y agradecerle con amor.

Esta es también la historia de usted. Usted y yo tenemos la misma hermosa Madre de piel morena. Démosle el mejor regalo que un hijo agradecido puede ofrecer: "Hermosa Madre de piel morena, te recordamos con amor".

Yo estoy aquí gracias a muchos alimentos ingeridos por incontables personas. Lo mismo se podría decir de mi hogar, mi familia, este libro y la computadora que utilizo para redactarlo. Las personas y sus logros son productos de los alimentos, y los alimentos nacen de la tierra. La tierra es nuestra Madre.

¿Cuán bien recordamos a nuestra madre? ¿Recordamos sus 10,000 años de labor para crear cada pulgada de tierra? Los expertos agrícolas hablan de "tasas de erosión aceptables" mientras la corriente del río Misisipí arrastra la tierra de grandes regiones de los Estados Unidos. ¿Se nos ha olvidado quién nos alimenta? Cuando todos nos quedemos destetados, ¿quién nos alimentará? ¿De dónde vendrá el sustento?

Los pechos de las madres ofrecen alimento, seguridad, identidad. A la vez satisfacen incondicionalmente otras tantas necesidades. Nuestra sociedad detesta los pechos de las mamás y hace todo lo posible por evitar que los niños se peguen a ellas. Aprendimos que la alimentación, la seguridad, la identidad y casi todas nuestras necesidades se pueden comprar. Pocas mujeres se dedican exclusivamente a la maternidad. La mayoría se incorpora a la fuerza laboral, ganando dinero para poder comprarles a sus hijos las cosas que sólo sus pechos pueden proveer.

En muchas sociedades menos industrializadas, las madres saben que sus hijos necesitan ser amamantados y a veces continúan haciéndolo por dos, tres o hasta cuatro años. En estos lugares, los pechos de las mujeres se exhiben abiertamente, sin bochorno, sin el miedo de que éstos sean motivo de provocación.

En cambio, a muchos de nosotros nunca nos fue satisfecha la necesidad del pecho materno. Por eso, ya de adulto, persiste como obsesión. La desilusión y el resentimiento de no haberlo tenido distorsionan nuestra fascinación. Rechazamos las mamas genuinas, las que sirven, las que han servido, los pechos estirados y colgantes. Preferimos los pechos idealizados, virginales. Esta actitud contribuyó a la invención del sostén y a los implantes de silicón; también contribuyó a aumentar la incidencia de cáncer de las mamas. Esta misma actitud le resta importancia a los valores femeninos tales como la cooperación, el apoyo mediante la alimentación, la intuición y la empatía. Ya los alimentos idealizados y estériles sustituyen los verdaderos alimentos. Y se permite la violación de nuestra Madre en todas sus manifestaciones: la tierra misma, los bosques, la vida silvestre, el agua, el aire y el cuerpo de la mujer.

Desde que nacemos y hasta nuestra muerte, mantenemos una relación íntima con nuestra Madre Tierra mediante nuestras bocas. Como órgano digestivo, la boca es una extensión del estómago. El estómago nos mantiene conectados a la tierra. Hoy día, la mayoría de la gente sabe que lo que recibe el estómago puede apoyar nuestra salud o destruirla. Pero, ¿estamos concientes que la mente también tiene un estómago que necesita de una alimentación adecuada? ¿Cuán nutritiva fue su dieta mental durante el día de hoy?

Cuando nos alimentamos bien, nos sentimos contentos. Una persona contenta no siente envidia, codicia o ansias de competir. Una persona contenta no se siente superior ni inferior; no necesita estar siempre comparándose con otras personas. La contentura y la felicidad traen agradecimiento y la capacidad de ser compasivos con los demás. Hoy, ¿le satisfizo su dieta mental? ¿Se alimentó de comprensión y amor al prójimo o de violencia y tensión?

En estos tiempos, todos tenemos que digerir algo de violencia y tensión. Mientras no abusemos, un estómago saludable le da vueltas a ambas, mezclándolas y descomponiendo la mezcla hasta hacerla digerible. De la misma forma, el estómago permite que la mente digiera ideas y experiencias. Este es el proceso de rumiar. Según la medicina clásica de China, el estómago nos posibilita la reflexión y la deliberación. Si el estómago está débil, hasta los alimentos más blandos resultarán difíciles de digerir. Tampoco digiere ni asimila bien a nivel mental. Vivencias que bajo otras circunstancias serían inofensivas pasan por largos procesos de maceración sin ser descompuestas y asimiladas. Este proceso lo conocemos como preocupación; eventualmente se vuelve obsesión.

La capacidad del estómago para reflexionar, preocuparse y potencialmente obsesionarse se expresa magníficamente en la estatua titulada "El Pensador" del escultor Auguste Rodin. No es casualidad el hecho de que Rodin fuera francés, pues sabemos que el pueblo francés está muy orientado hacia el estómago. En términos culturales, observe cuán identificado está este pueblo con la comida, particularmente con los alimentos que comienzan a descomponerse y a podrirse: quesos maduros, vinos añejados y salsas complejas. Los franceses siempre están masticando algo. Si la comida no está a la mano, una idea servirá perfectamente bien de sustituto.

En Francia y alrededor del mundo moderno, la vida de la clase media ofrece muchas oportunidades para alimentar el cuerpo y la mente. Los alimentos físicos se encuentran tan cerca como la tienda de la esquina. Los alimentos de la mente son provistos por los medios de comunicación sin que tengamos que salir del hogar. Pero, ¿a dónde vamos a buscar alimento espiritual? ¿Existen tiendas que nos ofrezcan esa clase de alimento? El espíritu también tiene un estómago que requiere de buena alimentación a un ritmo regular.

Un espíritu hambriento se siente privado e inseguro. Puede que haga mucho alarde de dar a otros, pero un espíritu hambriento no tiene nada que dar. Si no se alimenta, éste eventualmente deja de luchar y se resigna a la inanición . . . hasta la muerte.

Una vez, llegó un señor a mi consultorio. No podía caminar, así que sus familiares lo cargaron hasta la camilla. No les costó mucho trabajo pues sólo pesaba unos 28 kilos, contando con su pañal mojado. Cuando lo habían acostado, tomé una de sus manos frías y le di la bienvenida pero no respondió a mi saludo; se quedó mirando la pared en silencio. De todos modos, una entrevista hubiera sido superflua. El nauseabundo olor a dulce y el color amarillento de su cutis me comunicaron claramente que su espíritu de Tierra se moría de inanición.

Lo miré compasivamente y le hice una sola pregunta: "¿Tiene usted apetito?"

"No", contestó.

Le ofrecí el espíritu de una planta que podría fortalecer el espíritu de su estómago. De repente viró su cara, me miró a los ojos y dijo: "Se me antoja un plato de costillas a la parrilla ahora mismo".

Después de un breve intercambio, estaba listo para irse. Aunque se movía lentamente y requería la ayuda de dos personas, insistió en caminar. Durante la próxima hora, mientras yo trataba a otros miembros de su familia, lo escuchaba en la sala de espera quejándose: "¡Me muero de hambre! ¡Vámonos de aquí! ¡Quiero comer costillas!" Por fin su familia lo llevó a un restaurante cercano, y se comió una buena ración.

Las madres tienen que ser fuertes. Quien haya tenido hijos sabe bien que la labor de una madre es muy dura. En el cuerpo, el trabajo materno lo realizan el bazo y el páncreas, órganos que transportan el alimento desde el estómago hasta las células. Es como si estos órganos estuvieran a cargo de una flota de entrega compuesta por miles de camioncitos amarillos llevando glucosa a todos los lugares del país. La función del bazo/páncreas es muy dinámica y musculosa. Estos órganos nos permiten ser también dinámicos y musculosos. Estas cualidades son otro regalo de nuestra Madre Tierra y otro aspecto de su ingenio: a cada criatura que tiene boca, le ha dado músculos para que pueda conseguir su alimento.

La función de llevar el azúcar a las células, la de endulzar la vida, es engañosamente sencilla. Si la vida moderna nos sabe medio amarga o metálica es porque el bazo/páncreas está demasiado enfermo para realizar su trabajo. Los síntomas de tal enfermedad pueden observarse dondequiera. El más obvio quizás es nuestra adicción al azúcar.

El azúcar refinada está hecha por máquinas. La tecnología industrial produce personas que desconocen la dulzura de sentirse apoyadas por la tierra. Esta misma tecnología refina el azúcar y crea adicciones a esta sustancia desnaturalizada. En nuestra sociedad, existen personas tan necesitadas de dulzura que consumen el azúcar blanca a raudales no importa cómo les va minando la salud. No es casualidad que el artefacto cultural más universal de nuestro mundo moderno —más ampliamente difundido que la penicilina, la gasolina, el poliéster o la música de "rock"— es la Coca Cola.

Otro síntoma del desbalance de nuestro bazo/páncreas es el hecho de que nuestras redes de transportación andan en desbandada. La función de un sistema de transporte saludable es sencillamente la de entregar los bienes y servicios necesarios para el bienestar de la gente. Sin embargo, en nuestra sociedad el transporte ha llegado a ser un fin en sí. Hace tiempo dejó de servirnos. Ya le pertenecemos a él, y nos exige tributos pesadísimos: los pagos de los autos, los seguros, el costo del estacionamiento, la construcción de garajes, el monto de las reparaciones, el precio de la gasolina, los impuestos que financian la construcción y el mantenimiento de nuestras carreteras, los subsidios que apoyan las industrias de transporte, y los considerables presupuestos de las fuerzas armadas para intervenciones militares con el fin de proteger nuestro acceso al petróleo.

Si esto no fuera suficiente, nuestro canceroso sistema de transporte ha contaminado nuestro aire y nuestras aguas. Nos ha legado un mundo en donde la gente padece de úlceras, hipertensión y toda clase de males relacionados con el estrés de conducir un auto hacia el trabajo y de vuelta a la casa; un mundo donde el sonido y los gases malolientes del automóvil penetran hasta los más remotos bosques y praderas; un mundo en el cual no sabemos vivir sin autos y camiones. Esto es tan increíble que hay que repetirlo: *¡Ya no sabemos vivir sin automóviles y camiones!*

En muchos templos a la transportación (tiendas de piezas para autos, talleres de mecánica, cantinas de camioneros, oficinas de despacho, almacenes y cabinas de camiones) uno encuentra un pequeño altar donde se exhibe la imagen mitológica de un objeto sagrado. El objeto que representa se perdió hace muchos años. Esta pérdida primordial provoca que muchas personas corran desbocadas en un vano esfuerzo por encontrarlo. Este corre y corre impulsó la creación de nuestra industria de transportación moderna. Nadie ha logrado recuperar el objeto sagrado pero cada hombre que emprende la búsqueda cree que él será el escogido. El objeto sagrado, claro está, es la mama, el pecho femenino.

Durante la semana, Carolina ayuda a mi esposa con la cocina y la limpieza. Los fines de semana, disfruta de caminar hasta su predio de terreno en las colinas donde atiende su milpa, su maizal. Tarde en el verano del año pasado la tierra le brindó una cosecha descomunal. Con sus ahorros, Carolina compró una pequeña yegua para que le ayudara con la cosecha. La yegua no exige gasolina o reparaciones costosas. Sus desperdicios no contaminan el medio ambiente; lo alimentan. Al parir, pagará por sí misma. Y no hace falta forrarla con fotos de tetas, porque ella viene equipada con las propias, las genuinas.

A Wallace Black Elk, chamán del pueblo lakota, un joven sincero le preguntó qué podríamos hacer para sanar a la Tierra. Le contestó: "No hay que sanar a la Tierra. Ella es capaz de sanarse. Sólo tenemos que dejar de enfermarla". A esta verdad sencilla, añado que la Tierra puede sanarnos. A pesar de la negligencia, a pesar de la devastación que le hemos causado, a pesar de nuestra enfermedad e ignorancia, nuestra Madre ama a sus hijas e hijos. Aún no nos da la espalda. Sus pechos todavía ofrecen la leche de la empatía y la comprensión.

Roberto, médico de unos cincuenta y tantos años, descubrió una forma de ayudar a sus pacientes a sanar a niveles físico, espiritual y mental. En un prestigioso hospital de su región, logró implantar un programa de sanación, pero sus éxitos suscitaron la sospecha y la envidia de los que no entendían su trabajo. Roberto fue humillado por la burocracia del hospital y, eventualmente, fue despedido. Durante la misma etapa, su esposa lo echó de su hogar y se divorció de él.

Dentro de poco, contrajo una enfermedad grave. Según los médicos, padecía de hepatitis. Además, en el cuello del páncreas tenía un tumor grande, presumidamente maligno. Como médico, Roberto sabía que un cáncer de esta índole era intratable y mortífero. Preso del miedo y de la preocupación, comenzó a poner en orden sus asuntos personales.

Su fuerza se le escapaba rápidamente, pues era incapaz de alimentarse bien. Un día no se pudo levantar así que fui a verlo, postrado en su cama. Desesperado por comunicarme todos los detalles, Roberto me contó su larga historia. De hecho, el proceso tardó hora y media. El necesitaba que yo lo comprendiera, que yo supiera, que yo me sintiera exactamente cómo él se sentía. Su preocupación me conmovió y me indicó lo mucho que necesitaba de nuestra Madre. Yo la invoqué en la forma del espíritu de una planta y luego me levanté para irme. Para mi sorpresa, Roberto brincó de la cama y me siguió desde el dormitorio hasta la cocina. Al irme del apartamento, Roberto abrió la puerta de la nevera y comenzó a devorar todo lo que en ella había.

A las dos semanas lo volví a ver. Estaba activo y lleno de confianza. Pronto saldría para Alemania a visitar a una maestra espiritual que se presenta como la encarnación de la Madre Divina.

Preguntas: El elemento Tierra y usted

Al contestar estas preguntas saboreará su relación con la Tierra. Cuando tenga mucha hambre, lleve su alimento predilecto a un lugar agradable en la naturaleza. Dé gracias y coma lentamente.
Note cómo se siente este alimento en su boca y en su estómago. Esté atento también a cómo le afecta su entorno. Considere estas preguntas. Mastíquelas, digiéralas y contéstelas desde sus entrañas.

1. *¿Cuáles sentimientos le provoca su mamá?*
2. *¿Qué siente respecto a su hogar?*
3. *¿Cuáles condiciones le hacen sentir segur@? ¿Cuáles condiciones le causan inseguridad?*
4. *¿Siente que la gente l@ comprende?*
5. *¿Es usted capaz de alimentar (física, emocional y espiritualmente) a otras personas?*
6. *¿Cuida a otras personas aunque le cueste?*
7. *¿De qué manera se cuida a sí mismo?*
8. *¿Cuánto se preocupa?*
9. *¿Se siente gord@? ¿Se siente flac@?*
10. *¿Come usted en demasía? ¿Come cuando no tiene hambre?*
11. *¿Consume los alimentos que de verdad le satisfacen?*
12. *¿Disfruta usted de comer?*
13. Mujeres: *¿Qué sentimientos le inspiran sus pechos?*
    Hombres: *¿Qué le evocan los pechos de las mujeres?*
14. *¿Fue usted lactad@? ¿Por cuánto tiempo?*
    ¿Cómo se siente cuando observa a una mujer lactante?
15. *¿Le gustan los dulces?*
16. *¿Cómo es su digestión?*
17. *¿Qué le ocasiona náuseas? ¿Qué le provoca vómito?*
18. *¿Cómo se siente caminando descalz@? ¿Cómo se siente al trabajar con las manos en la tierra?*
19. *¿Le gustaría estar sol@ en un monte silvestre?*

20. *¿Cómo se siente cuidando a niños pequeños?*

21. *¿Pintaría su cocina de amarillo? ¿Su sala de estar? ¿Su auto?*

22. *¿Cómo se siente durante la época de cosecha?*

23. *¿Cuándo ha sentido que su sistema de apoyo l@ abandonó de golpe?*

24. *¿Qué le hace sentir conectad@ a la tierra? ¿Qué le hace sentir desconectad@ de la tierra?*

25. *¿Cuáles son sus obsesiones?*

26. *¿Qué tal está su memoria?*

27. *¿Cuenta con una persona de confianza que le brinde empatía y apoyo en los malos tiempos? ¿Cuenta con una persona que escuche sus problemas?*

28. *¿Cómo sabe quién es usted, realmente?*

29. *¿Sabe de dónde viene la comida que consumirá mañana?*

30. *¿Qué le inspiró agradecimiento en el día de hoy?*

La Tierra representa el apoyo y el alimento físico, emocional y espiritual que necesitamos. Al considerar sus contestaciones, reflexione sobre cómo le brindan apoyo básico el mundo físico y las personas (inclusive usted mism@).

Mientras escribía o pensaba en estas preguntas, ¿qué áreas generaron más inseguridad? ¿Cuáles le dieron un sentido de estabilidad?

Salga de su casa. Siéntese sobre la tierra y pídale que le brinde el alimento y el apoyo que necesite durante todo el día de hoy. A esta gran alimentadora, a esta gran estabilizadora, exprese sus necesidades . . . y reciba de ella al sentir que su cuerpo se relaja y el corazón y la mente se tranquilizan. Recuerde que tanto su seguridad como sus inseguridades le acercan a quien le alimenta en cuerpo, mente y alma: la Pachamama, nuestra Madre Tierra.

8
Metal

El viejo chamán don Guadalupe González Ríos nos guió durante un peregrinaje espiritual hasta tierra santa, el hogar de sus dioses. Nos habíamos preparado mediante largos ayunos. Fuimos a un manantial sagrado, y allí el abuelo nos echó agua bendita. Luego nos llevó al monte. Allí confesamos nuestros pecados. Frente al Abuelo Fuego, nombramos cada pareja sexual que habíamos tenido en la vida. Sólo después de cumplir con ese rito nos consideraba suficientemente puros para acoger las bendiciones que pretendíamos recibir.

Después de entrar al valle santo, don Guadalupe construyó un altar bajo el cielo abierto. Pasó su ala de águila frente a nosotros. Con el susurrar de plumas, nos pasó a cada uno de nosotros su secreto; es decir, todo el poder espiritual que podíamos resistir. Encendió una fogata y la bendijo. Nos reunimos alrededor. El viejo se sentó a observarnos mientras su esencia secreta comenzó a obrar en nosotros. Algunos de nosotros nos tiramos sobre la tierra y lloramos; otros temblaron de miedo. Un par se rieron, bailaron y cantaron. Otros se sentaron quietecitos, maravillados.

Pasaron muchas horas. Anocheció. Salió la luna y los coyotes le cantaron. Nos quedamos en un círculo alrededor de la fogata bajo el cielo estrellado. Cuando don Lupe entendió que estábamos sosegados y listos para recibir sus palabras, dijo:

"Han viajado desde muy lejos y han hecho muchos sacrificios para llegar aquí; sé que han venido a recibir algo. He colocado mi secreto en cada uno de ustedes para que no digan: 'Fui a ver al gran chamán fulano de tal y no recibí nada'. No. Yo no soy como algunos que niegan sus conocimientos porque no los quieren compartir. Un día moriré. ¿De qué sirve aprender algo si no puedo pasar lo aprendido a otros? ¡Quisiera yo que todo el mundo tuviera mis conocimientos!

"Quiero que entiendan que todo lo que tengo se lo debo a mi padre. Cuando yo tenía unos tres o cuatro años, mi padre me cargó sobre su espalda y me llevó hasta la montaña sagrada donde habita el árbol del viento. Cuando llegamos a la cima, mi padre encendió velas y dejó ofrendas por mí. No durmió en toda la noche pues la pasó orando por mí. Yo no sabía lo que sucedía. Cada vez que íbamos a la montaña yo me quedaba dormido. Años después cuando mi padre me preguntó si yo recordaba aquellos peregrinajes, le dije que no. ¡'Claro que no,!' dijo. 'Te la pasaste roncando cada vez'.

"Pasaron unos años. Un día mi padre me llamó a su lado. Me dijo: 'Escucha, mi hijo. No soy más que un indio pobre. Cuando me muera no heredarás ganado ni dinero ni una casa. Pero sí, te lego un camino de conocimiento y sanación. Este sendero te sustentará en tu andar por la vida'. Le dije a mi padre que eso estaba muy bien, que aceptaba su regalo. 'Entonces, yo te voy a regalar mi corazón', dijo. 'Vas a heredar mi corazón'. Entonces colocó su secreto en mí.

"Cuando cumplí los doce años, dejé de molestar a mi padre. Comencé a hacer mis peregrinajes a las montañas solo. Subí todos los años durante seis años y fui fiel a mis votos durante seis años más. Entonces vine aquí y estuve seis años en este lugar donde estamos sentados y fui fiel a mis votos durante otros seis años.

En el quinto año de mi aprendizaje, vi que lo que mi padre me había dicho comenzaba a suceder. Cuando iba de caza, los venados venían hasta mí y se rendían. Las personas que fueron tocadas por mis manos fueron sanadas. Fue exactamente como él me lo había prometido.

"Eventualmente me alejé del camino que mi padre me había legado. Comencé a buscar otra clase de vida. Pero me fue muy mal y regresé.

"Durante seis años estuve yendo a las montañas y seis años más son doce años. Por otros seis años fui al desierto, y seis años más son doce. Veinticuatro años. Entonces repetí todo el ciclo. He caminado este sendero de conocimiento y sanación por más de 48 años, y este camino me ha sostenido hasta el día de hoy.

"En algunos momentos hasta llegué a dudar que mi padre lo fuera de verdad. Ya sí, fue mi verdadero padre, pues sembró en mí las semillas de la sabiduría. Le debo todo. ¡Doy gracias a Dios por mi padre!

"Esto es lo que quería decirles. Ya saben algo de las tradiciones de mi pueblo. Ahora, háblenme ustedes a mí. Cuéntenme de sus tradiciones".

"Don Guadalupe", dije. "Mi pueblo ha perdido sus tradiciones".

¿"Cómo es posible"?, preguntó. "La tradición espiritual es el fundamento. Es lo primero que una persona debe conocer".

"Sin alguien que nos guíe," contesté, "no logramos encontrar el sendero. Por eso hemos venido desde tan lejos para estar aquí con usted. Ninguno de nosotros ha tenido un padre como el suyo que nos haya enseñado sobre estas cosas".

¡"No! ¿De verdad"? preguntó el viejo.

Betty me miró con lágrimas en los ojos y me dijo: "Dile a don Lupe que ayer cuando nos pidió que le confesáramos nuestros 'pecados' al Abuelo Fuego, el primer nombre en mi lista fue el de mi padre".

El chamán quedó atónito. ¿"Con su propia hija? ¿Como un animal? ¿Cómo va a ser"?

"A eso ha llegado mi pueblo", le dije.

El padre es el que nos enseña el sendero que nos guiará mientras exploramos el mundo. Es el padre quien nos enseña cuáles cosas tienen valor en la vida. Su mano sobre nuestro hombro nos ayuda a sentir nuestra dignidad, nuestro valor. Cuando el padre nos respeta, podemos respetarnos a nosotros mismos y así aprendemos a respetar a otros. El papel del padre es el de reconocer nuestra esencia, apoyarnos y enseñarnos para que esa esencia reluzca y bendiga las cualidades muy singulares de nuestro ser.

Su padre, ¿hizo todo esto por usted? Si fue así, usted es extremadamente afortunado; pues su padre habrá sentado las bases para que su vida sea muy rica y para que disfrute de una fuerte conexión espiritual. Para usted, todas las experiencias mundanas son importantes y están cargadas de significado.

¿O fue su experiencia más bien como la de Betty? Quizás su padre no haya violado su cuerpo; tal vez su negligencia haya violado su alma. Si es así, usted ha sufrido una gran pérdida y su alma conoce las profundidades del duelo.

Muchas personas andan trastornadas porque no pueden expresar la profunda tristeza que llevan dentro. Buscamos algo que llene ese hueco dentro del pecho. Anhelamos la presencia de nuestro Padre, el Padre nuestro que está en el cielo. Él es fuente de la riqueza espiritual, y si nos alejamos del Padre, comenzamos a buscar sustitutos. Pretendemos que la riqueza material sustituya la riqueza espiritual. Todos hemos observado cómo tal sustitución carcome el alma. Si los norteamericanos que visitan al pueblo huichol quedan impresionados con su pobreza material, le aseguro que don Guadalupe quedó igualmente impresionado con la pobreza espiritual del nuestro.

Si carecemos de una conexión con el Padre, haremos lo posible por compensar este vacío acumulando datos, información o conocimiento. En cambio, don Guadalupe es analfabeto, sin conocimientos académicos. No comparte su riqueza mediante charlas o conferencias porque las palabras no pueden transmitir el espíritu. Don Guadalupe sana y fortalece a la gente compartiendo su riqueza espiritual. A su espíritu, su tesoro, lo llama su "secreto". Al compartirlo, realiza un acto de generosidad de un alma a otra.

Cuando recién nos conocimos, don Guadalupe demostró mucho interés en las prácticas curativas de los médicos modernos. Un día, después de una profunda sesión de instrucción, expresó satisfacción con mi progreso y luego me sorprendió al preguntarme si yo creía que una persona del pueblo huichol podría llegar a ser médico.

"Claro que sí", contesté. Intenté explicarle que la medicina moderna occidental sólo requiere de un intelecto fuerte. Le dije: "Para llegar a ser médico, lo único que hace falta es una gran habilidad para leer". Para don Guadalupe, la lectura es un misterio así que mi explicación no fue muy iluminadora. Intenté de nuevo: "Es decir que en nuestra medicina, no hay ningún secreto".

¡"Ah"!, dijo. Jamás volvió a expresar interés en la medicina moderna.

Algunos individuos buscan al Padre acumulando lo que ellos mismos llaman "riqueza espiritual". Aquí encontramos a los que procuran desesperadamente demostrar lo mucho que valen por lo importantes que sean dentro de la secta escogida, sea ésta una religión, una terapia, el arte, la ciencia, un partido político, una corporación, la fuerza policíaca o el ejército. Al igual que los que coleccionan conocimientos y bienes materiales, los que coleccionan títulos y galardones no se han dado cuenta de que el Padre no está afiliado a ningún templo en particular. No hay que lograr nada especial para estar en su presencia. Sólo hay que respirar. El Padre celestial está difundido en el aire que nos rodea. Gracias a nuestros pulmones, el Padre está con nosotros cada vez que inhalamos.

La esencia del Padre es sutil, pero los sabios de la antigua China equiparaban su esencia con el metal, el más denso de los elementos, quizás porque el metal es la esencia más refinada y valiosa de la tierra. Claro está, en muchas culturas, ciertos metales tales como el oro y la plata son símbolos de lo más valioso. Lamentablemente, en algún momento comenzamos a confundir los símbolos con el verdadero valor. Como resultado, por siglos hemos vivido violentos ciclos de matanza y explotación.

Gracias a su codicia por un metal amarillo y brillante, los europeos vinieron a América, masacraron sus pueblos y saquearon la naturaleza. Todo, con la bendición de una religión que adora a un dios padre. La codicia por el oro, el culto al acero, la violencia del espíritu y la adoración de un dios sin compasión: estos son los valores fundamentales de más de una nación moderna.

La autoridad y el poder son rasgos medulares de la energía masculina que habita en todos los seres humanos, pero pocos sabemos reconocer la diferencia entre la autoridad y la represión, entre el poder y el abuso. ¿Cuándo fue la última vez que vio a un juez, oficial de la policía, profesor o a su jefe llorar mientras trabajaba? ¿Cuándo hemos observado un día de luto nacional por la gente que matamos en Hiroshima, Vietnam, Iraq o en tantos otros lugares?

Sólo muy recientemente, algunos de los hombres más sensibles de nuestra cultura han descubierto que el duelo es la llave de la hombría. Este descubrimiento resultó ser una sorpresa para muchos, porque el duelo suaviza el cortante filo de la fuerza, y la templa con la benevolencia. Cuando nos suavizamos, cuando integramos la bondad a nuestro carácter, entonces somos más auténticos, más poderosos y —en última instancia— mejores representantes de la autoridad.

El duelo nos ayuda a reconocer cuáles son nuestros verdaderos valores. El duelo nos enseña el respeto. Una persona que acaba de perder a un ser muy amado está muy clara sobre qué es importante y cuán preciada es la vida humana. Nuestro problema principal con el dolor de la pérdida es que hacemos lo posible por no sentirlo. Nos inculcaron la idea de que tenemos que ser "fuertes". Esta "fuerza" masculina machista no es fuerza en sí sino un rechazo patológico a dejarnos ir, a fluir.

Antes que la esencia del Padre nos pueda inspirar por medio de nuestros pulmones, tenemos que estar limpios, puros y vacíos por dentro. El intestino grueso elimina las inmundicias, se encarga de mantener esta limpieza. De esta manera trae brillo, rectitud y receptividad tanto para el cuerpo como para la mente y el espíritu. Hay un antiguo cuento de la tradición budista zen que ilustra cómo el colon y los pulmones trabajan conjuntamente. Esta es mi versión del cuento:

Había una vez un comerciante muy próspero. Este comerciante tenía un negocio exitoso, una familia grande y fama de ser muy honrado. Su hermano menor, en cambio, era un libertino soltero. ¡Vivía al garete! Jamás se había aplicado en ningún oficio. Así que cuando éste apareció un día con las noticias de que se había casado y que su esposa estaba embarazada, el comerciante quedó sorprendido. Al joven le hacía falta un empleo para poder sostener a su nueva familia y le rogó al hermano mayor que le concediera aunque fuera el puesto más humilde de su empresa.

El mercader quedó impresionado con la sinceridad y el entusiasmo de su hermano y con mucho gusto le dio un trabajo. A la vez, estuvo curioso así que decidió preguntarle sobre su transformación.

"Querido hermano", contestó el joven. "Toda mi vida me ha impulsado un deseo de conocer lo más alto, lo más sublime. La agricultura me parecía muy mundana, y rehusaba la idea de trabajar en uno de los oficios o prepararme para una profesión. Vagaba sin rumbo buscando algo de gran valor, pero mi búsqueda fue en vqno. La vida comenzó a ser fútil y deprimente para mí.

Un día oí hablar de un señor mayor que llaman el Abuelo. La gente decía que este hombre había logrado mucha sabiduría y que posiblemente fuera un santo. Desesperado, decidí visitarlo y pedirle que me aceptara como aprendiz".

"He oído hablar de ese hombre", dijo el comerciante. ¿"Lo fuiste a visitar? ¿Cómo te recibió"?

¡"Seguro que fui a visitarlo"!, contestó el joven. "Cuando llegué, él practicaba movimientos de Tai Chi. A pesar de su muy avanzada edad, tenía la energía de un hombre de 40 años. Al terminar sus ejercicios, me saludó con cariño y me preguntó sobre el propósito de mi visita.

"'Después de años de exploración y búsqueda, no he encontrado nada de valor', le dije. 'Mi destino parece ser un gran vacío donde sólo hay tristeza. Me han dicho que usted es muy sabio. Por cierto, el brillo de sus ojos y la serenidad de su rostro demuestran que usted ha logrado obtener ese algo que aún se me escapa. He venido a pedirle que me instruya'.

"El viejo me dijo: 'Es bueno que haya venido pero yo busco un discípulo que sepa ser receptivo. Usted no comprende que el maestro es el espíritu activo que vierte su sabiduría en el corazón del discípulo. Es algo como servir una taza de té. Desafortunadamente', dijo riéndose entre dientes, 'usted no ha aprendido a sujetar su taza para mantenerla firme. Si yo intentara enseñarle, mi té terminaría derramado sobre la mesa'.

"Me pareció que la entrevista había llegado a su conclusión, así que le di las gracias y me fui. El mensaje del viejo caló hondo en mí. ¡Era la pura verdad! Mi búsqueda me llevaba de una puerta a otra. Nunca me había quedado en un lugar mucho tiempo. ¡Con razón me sentía inquieto y vacío! Decidí cambiar mi manera de ser. Me casé y, con tu ayuda, pretendo quedarme aquí en nuestro pueblo natal, mi hermano".

El hermano menor trabajó duro y con el paso de los años, llegó a ser socio del mayor. Entre más prosperaba, más ingenioso y productivo se tornaba. Se esmeró como líder cívico y llegó a ser una de las personas más respetadas de la ciudad.

Mientras tanto, al hermano mayor no le iba tan bien. Su negocio prosperaba, pero le tenía envidia a su hermano menor. Poco a poco, el hermano mayor comenzó a dudar de todo. Se fue desanimando y su salud se deterioró. Un día volvió a escuchar sobre el sabio Abuelo y decidió visitarlo y pedirle ayuda. Como el maestro había rehusado verter sus bendiciones en la taza de su hermano por ser un joven débil e irresponsable, el mayor entendió que él sí sería muy digno de recibir las bendiciones del viejo porque siempre había sido fuerte y trabajador.

Al ir a ver al Abuelo, pensó: "podré recibir un alivio a mi sufrimiento y, de una vez, le arrancaré la carreta a mi hermano menor".

Viajó hasta la casita del sabio y fue recibido calurosamente. El maestro le dijo que la buena fama del comerciante lo había precedido y que era un honor recibirlo. Cuando el mercader explicó que había llegado para recibir las enseñanzas del anciano, el maestro estuvo muy complacido. El sabio lo invitó a entrar y le pidió que compartieran el té de la tarde.

¡"Ajá"!, pensó el comerciante. "El servicio simbólico del té. ¡Justo como lo imaginaba! ¡Yo sí soy un discípulo digno de sus enseñanzas! Yo sé ser receptivo y ahora el maestro me transferirá su inspiración".

Los dos se sentaron a la mesa. Con elegancia, el anfitrión levantó la tetera y comenzó a verter el té en la taza de su huésped, quien lo miraba con cara de "felicíteme". Su sonrisa se convirtió en aturdimiento y espanto al ver que el sabio servía y servía y servía. El té colmó la taza y comenzó a derramarse sobre la mesa. El anfitrión sonreía mientras vertía más y más té. El charco de líquido caliente crecía sobre la mesa. Cuando el té comenzó a correr por la ropa del comerciante, éste vio claramente que el "sabio" era un fraude, un viejo gruñón cuya mente estaba tan débil que no podía ni servir una taza de té, mucho menos conferir bendiciones a otras personas. Ya no pudo contenerse. ¡"Pare, necio, pare"!, gritó. ¿"No ve que mi taza está llena"?

"Sí", dijo el sabio. ¡"Su taza está muy llena! 'Soy un gran hombre. Soy muy inteligente. Soy más digno que mi hermano . . .' ¿Cómo voy a poder verter algo en su taza? ¡Si está completamente llena! La taza de su hermano estaba vacía cuando vino a verme. Ya hace tres años es un iluminado. Vacíe su taza".

Estas palabras deslumbraron y confundieron al mercader. En ese mismo momento se borraron todos sus pensamientos y opiniones y su mente quedó vacía. En ese estado llegó a ser un discípulo digno del maestro. ¿Qué más se puede decir del momento sin palabras en que un hombre recibe el espíritu?

El comerciante se quedó con el sabio y estudió bajo su tutela durante nueve años. Al cabo de este tiempo, él también quedó iluminado.

Paulina, de unos 40 años de edad, es ama de casa y una comerciante muy bien preparada. Como la mayoría de las personas que vienen a buscar mi ayuda, comenzó la consulta enumerando sus problemas físicos: "Fui masajista profesional pero mis manos comenzaron a dolerme terriblemente. Fui al médico y me dijo que tenía tendinitis. Dejé de dar masajes pero el dolor se agudizó de todas maneras. Mis manos se debilitaron. Quedaron sin fuerza alguna y el dolor era cada vez más intenso. Otro médico me diagnosticó con el síndrome del túnel carpiano. Entonces comenzó a dolerme la espalda. El tercer médico dijo que tenía dos vértebras cervicales torcidas.

Tomo antiinflamatorios y me someto a otras terapias para el sistema nervioso. Logro hacer lo necesario pero siempre estoy muy tensa y tengo que hacer un esfuerzo bien grande para caminar derecha. Ahora soy quien recibe los masajes, pero luego permanezco tres días con fiebre, escalofríos y un cansancio terrible. También me da dolor de cabeza e infecciones que a veces me invaden los pulmones. La boca me sabe a tabaco, aunque dejé de fumar hace dos años. Y me ha dado una tos como la que me dio cuando tuve bronquitis años atrás. Me duele todo el cuerpo. Me duele la muñeca izquierda y la rodilla izquierda. Y para colmo, mis intestinos no se mueven sino una vez a la semana".

Le pregunté a Paulina cómo se sentía espiritualmente. "No muy bien. Me casé hace un par de meses y mi esposo me irrita mucho. Me contradice en todo lo que digo. ¡Qué fastidio! Me deprime. De hecho, esta última semana no he tenido nada de energía. Nada de ánimo. Estoy agotada de tanto empujarme: tantas terapias y masajes. A veces quiero darme por vencida y dejar de seguir viviendo. Ya me cansé".

Al responder a una pregunta sobre su niñez, dijo: "Cuando era chiquita, era la preferida de mi papá. Pero cuando cumplí los cuatro años hubo una separación, una ruptura total. Desde aquel entonces, sólo se dirigía a mí para criticarme o regañarme. A los trece años me puse bien rebelde. Ahora entiendo que quería que mi papá me prestara atención.

¿"Qué causó la ruptura con mi papá? No sé. Una vez me dejé hipnotizar con la idea de averiguar qué había pasado. Comencé a recordar algo. Estaba medio borroso pero posiblemente hubo algo sexual con él. Tan pronto comencé a recordar, empecé a llorar desconsoladamente. Lloré y lloré. Fue tanta la emoción que cerré esa puerta bien cerrada. Y hasta el día de hoy, no sé más nada".

Estando con Paulina, el color blancuzco de su cutis, el tono llorón de su voz, el leve olor a podrido de su cuerpo y la emoción predominante del duelo me comunicaron que su sufrimiento había sido causado por su desconexión con el Padre celestial. Al entender esto, su historia tenía sentido. La ruptura con su padre biológico la había hundido en una tristeza profunda que la acompañó como secreto profundo durante décadas. De adulta se acercó al recuerdo del evento con su padre bajo hipnosis, lloró incontrolablemente pero no tuvo la fuerza emocional para enfrentarse directamente con el pasado.

De adolescente, había expresado su sentido de pérdida al rebelarse contra la autoridad —o sea, contra el padre— en todas sus manifestaciones. Mientras tanto, la profunda falta de inspiración celestial en su vida minaba sus fuerzas y la dejaba agotada con problemas crónicos de los pulmones y del colon, y otros dolores crónicos.

A los 40 años salió de su concha de rebeldía lo suficiente como para casarse; pero el hombre que escogió era tan hipercrítico como su padre. Entonces cayó en crisis. Su dolor había llegado a un punto tan profundo que no quería seguir viviendo. Era el momento de buscar ayuda.

La ayuda llegó en la forma del espíritu de una planta que la llevó ante su Padre celestial. Una semana después de su primer tratamiento, me dijo: "Me siento mejor. Me siento fortalecida. Tengo esperanza". Con esa esperanza y con esa fortaleza, Paulina comenzó un nuevo camino por la vida.

Preguntas: El elemento Metal y usted

Al contestar estas preguntas podrá honrar su relación con el Metal. Despierte bien temprano. Vacíe el colon y vaya a la cima de una loma o de una montaña. Respire hondo. Haga una reverencia, arrodíllese o realice una ceremonia solemne para demostrar su respeto hacia sus vivencias. Considere estas preguntas. Esté conciente de que cada respuesta es una joya de sabiduría valiosísima.

1. *¿Cuáles sentimientos le inspira su padre?*
2. *¿Cómo se siente durante el otoño?*
3. *¿Cuándo fue la última vez que lloró desconsoladamente?*
4. *¿Cuándo perdió a alguien que significaba mucho para usted?*
5. *¿Cuándo se le extravió un objeto valioso?*
6. *¿Cuántas oportunidades "doradas" ha perdido?*
7. *¿De cuáles acciones se arrepiente?*
8. *¿Cómo está funcionando su colon?*
9. *¿Cuándo ha guardado rencor?*
10. *¿Cuán importante es para usted respirar aire fresco y limpio?*

11. *¿Se siente rico? ¿Se siente pobre? ¿Por qué?*
12. *Se le ofrece un trabajo lucrativo que choca con sus valores. ¿Acepta el trabajo? ¿Por qué?*
13. *¿De cuáles tradiciones participa? ¿Cuáles tradiciones rechaza? ¿Por qué?*
14. *¿Cómo se siente al lado de un oficial de la policía? ¿Al lado de su jefe o patrono? ¿Cómo se siente cerca de otras figuras de autoridad?*
15. *¿L@ respetan los integrantes de su familia? ¿L@ respetan sus compañeros de trabajo? ¿Los respeta usted a ellos?*
16. *¿Qué hace usted para ganar respeto?*
17. *¿L@ admiran otras personas?*
18. *¿A quién admira usted? ¿Por qué?*
19. *¿Cómo se siente durante un velorio?*
20. *¿Cómo se siente cuando comete un error?*
21. *¿Cuándo fue la última vez que reconoció haber cometido un error?*
22. *¿Le gustan los alimentos picantes?*
23. *¿Es usted una autoridad sobre algo? ¿Disfruta de su posición de autoridad?*
24. *¿Colecciona objetos o datos? ¿Cuáles?*
25. *¿Cómo se siente usted vestid@ de blanco?*
26. *¿En cuáles áreas de su vida es usted purista?*
27. *¿Cuáles son sus fortalezas? ¿Cuáles son sus debilidades?*
28. *Al vestirse, ¿cuántas prendas de ropa o accesorios de metal utiliza?*
29. *¿Cómo se siente ante un hombre fuerte? ¿Ante un hombre débil?*

30. *¿Cuál es su religión o camino espiritual?*

31. *¿Qué es lo que más valora?*

De estas preguntas, ¿cuáles le deprimen? ¿Cuáles le entristecen? Dentro de sí, ¿dónde están esas fortalezas de acero que necesita alimentar y hacer crecer?

En todas sus manifestaciones, la energía del Padre tiene la capacidad de herirnos, retarnos o llenarnos de coraje. Lo que nos guía, lo que le da "filo" a nuestra vida y todas las expresiones de autoridad, orientación y riqueza se unen para brindarnos las ganancias y las pérdidas de la vida.

Salga de su casa y respire profundo. La respiración es la fuente de poder que nos conecta al Padre. Pídale a este brillante poder celestial que le fortalezca y le dé firmeza a su vida; que le sane de las pérdidas pasadas; que le dé la bienvenida a nuevas oportunidades y le abra a nuevas capacidades para actuar y vivir en este mundo.

Colóquese en el centro de estos sentimientos y percepciones. Ofrezca su respeto al ser que con cada inspiración le ofrece vida a su cuerpo, mente y espíritu. Él es su Padre celestial.

9

Agua

En la cima de una montaña de México central, hay una pequeña pirámide conocida como El Tepozteco. La primera vez que la visité, este monumento cautivó mi imaginación. ¿Qué función tendría? ¿Qué dioses habrían sido adorados allí? Pregunté a mis amigos pero sabían poco más que yo. Solamente logré constatar que la estructura había sido dedicada a dos deidades: Quetzalcoatl y Tlaloc. Como no reconocí estos nombres, decidí aprender sobre la pirámide a mi manera. Solo, caminé hasta la cima de la montaña, subí por las paredes escalonadas de la pirámide y me acosté sobre la plataforma ceremonial. Me sentí un poco receloso. ¿Sería en este lugar que los sacerdotes aztecas empuñaban cuchillos de obsidiana para sacar los corazones aún palpitantes de sus víctimas humanas? ¿O serían ellos los incas del Perú? No lo recordaba, así que cerré los ojos y confié.

Aparece un jaguar con el rabo erguido. Ligerito, rodea la pirámide. Súbitamente se vuelve y nos encaramos. "Así que quieres conocer a Tlaloc".

"Bueno, creo que me gustaría conocerlo, sí", le digo. ¿"Cómo puedo hacerlo"?

"Yo te llevo. Móntame".

Monto el jaguar y con un largo salto, brinca hacia arriba. Llegamos al cielo y lo traspasamos como si fuera una pantalla de papel. Nos encontramos en otro mundo de mucho colorido bajo otro cielo. Al llegar al cielo de este segundo mundo, también lo traspasamos. Entramos en un tercer mundo. Seguimos hacia arriba, atravesando barrera tras barrera, cielo tras cielo.

En el decimotercer mundo, el jaguar se detiene en una alta meseta y me indica que debo apearme. Al hacerlo, recorro el borde de la meseta y veo todos los mundos que acabamos de atravesar, apilados como los escalones de una pirámide.

Al voltearme, veo un hombre joven con una larga melena rubia, ojos azules y una aureola. Las palmas de sus manos están abiertas frente a mí, y del centro de cada palma brota un chorro de agua. Estos chorros bajan, pasan por los mundos de abajo y eventualmente forman las aguas de nuestra Tierra, en donde nadan los peces y florecen las plantas.

El joven habla. "Hola. Soy Tlaloc".

¿"Tú eres Tlaloc"?

"Sí".

"Pero, ¿por qué tienes el pelo rubio y los ojos azules"?

"Me ves como gringo porque eres gringo. Las personas que construyeron la pirámide me veían de forma muy diferente. Mi apariencia cambia pero me conocen en todas partes. Soy el dios de la lluvia".

"Es un privilegio conocerte. Por favor, cuéntame algo de ti".

"Tú eres estudioso y doctor de los elementos", dice Tlaloc. "Dime tú lo que sabes de la lluvia, lo que sabes sobre el agua".

¿"Tienes un momento"?, pregunto.

"Claro que sí", contesta Tlaloc. Acerca una silla, enciende un cigarrillo y se prepara para escucharme.

"Bueno. El agua es sagrada y misteriosa. Es el origen de la vida. Muchas veces me he preguntado por qué la vida escogió nacer en la mar. Creo que es por lo sensible y receptiva que es el agua. El elemento Agua —el líquido— apoya tanto el movimiento como la quietud. Y lo más básico que tenemos los seres vivientes es que nos movemos y nos aquietamos intermitentemente. ¡Hay tantos movimientos! Nuestras coyunturas se mueven en agua. La comida se digiere en agua. Los espermatozoides nadan en agua. Nuestros procesos cerebrales se llevan a cabo en agua.

"El correr del agua impulsa los movimientos de nuestras almas: la fuerza de voluntad, la ambición; pero el elemento Agua también nos ofrece

quietud. El Agua nos enseña que hay momentos eternos entre inhalaciones, entre pensamientos. Cuandoq las aguas de nuestro cuerpo descansan, conocemos la paz y podemos bucear más allá de las apariencias superficiales".

De repente me siento tímido dándole esta charla a un dios. ¿"Qué tal voy"?, pregunto.

¡"Bien"!, dice Tlaloc. "Sigue".

"Quisiera decir algo sobre la muerte. Todos los seres vivos procuramos seguir viviendo. Nos aferramos a la vida y tememos a la muerte. Como fuente de vida, el elemento Agua también es la fuente del miedo; pues el miedo nos ayuda a evitar el peligro y así, a conservar la vida. A la vez, el Agua es la fuente de la valentía y de la reverencia. Estos son los lados sublimes del miedo".

¡"Eso estuvo buenísimo"! Debes decirle estas cosas a la gente. La gente necesita saber estas cosas y muchas más. Hay mucho más que decir.

¿"Por ejemplo"?

¡"Mira la forma en que la gente desperdicia el agua! ¡Mira cómo la contaminan! No entienden que dependen completamente de la lluvia, que el agua es la misma sangre que corre por sus venas. Para muchas personas, el agua es simplemente una cosa más, algo que se compra y se vende, una conveniencia que sale de las tuberías. Para esas personas, la lluvia es una molestia que entorpece el tránsito. Me tratan como si no tuviera sentimientos. Así que, naturalmente, las trato de la misma manera, mandando inundaciones, sequías, enfermedades, fobias, agotamiento. ¿Qué se puede esperar"?

¿"Quieres que yo le diga todo eso a la gente"?

"Sí. Díselo. Le hace falta saberlo".

"No me creerán. ¡A veces no me creo a mí mismo! ¿Estoy de verdad conversando con Tlaloc o me lo estoy inventando"?

"Tú verás", dice el dios de la lluvia. "Después de un tiempo recibirás una señal. Te sucederá algo, una casualidad que te convencerá de que sí, soy real. Bueno. Ha sido un placer conocerte. Ahora me despido".

Le agradezco a Tlaloc y pido al jaguar que me devuelva a mi mundo.

Unos meses después, visito a mi hermana en California. Entre sus libros, me llama la atención un volumen titulado *La mitología mesoamericana.* Bajo el libro del estante y lo abro al azar. Para mi sorpresa me encuentro contemplando una obra de bajo relieve azteca. Cerca del borde superior hay un joven con las manos abiertas. De la palma de cada mano brota un chorro de agua que fluye hacia el mundo, en donde nadan los peces y florecen las plantas. La leyenda dice: *Tlaloc, dios azteca de la lluvia.* Esta es la "casualidad" que Tlaloc me prometió.

He ponderado las palabras de esta divinidad: "Me tratan como si no tuviera sentimientos". Es cierto. Mis pacientes contaminan sus aguas internas con toda clase de sustancias tóxicas. Utilizan estimulantes, trabajan sin descansar y así merman sus reservas de voluntad y empeño. Llegan a mi consultorio quejándose de las consecuencias de sus acciones: depresión, artritis, ansiedad, agotamiento, fobias. En otro nivel, tratamos las aguas de nuestro planeta de la misma manera, contaminándolas con insecticidas, hierbicidas, metales tóxicos, desperdicios nucleares y sabe Dios qué más. En mi pueblo, el gobierno bombea de las reservas subterráneas más agua de la que la lluvia puede reponer.

La humanidad no siempre ha vivido así. Mucho, mucho tiempo atrás, todos reconocíamos que somos parientes del Agua.

Cuando mi cuñada fue a visitar al pueblo tarahumara en México, sus anfitriones pasaban por un período de sequía que amenazaba sus cosechas . . . y sus vidas. Guiados por sus chamanes, todos los tarahumaras se reunieron. Cantaron y bailaron para el dios de la lluvia durante toda una noche. Al amanecer, una tormenta dejó empapados a los alegres bailadores.

Es difícil para nosotros imaginar cómo los tarahumaras sienten y disfrutan su comunión con la naturaleza. Debido a que nos hemos separado de ella, hasta se nos hace difícil creer que tal suceso sea posible. No obstante, un tiempo atrás, esta clase de interrelación con el agua era lo más normal. Hasta hace muy poco, era esa interrelación lo que nos permitía sobrevivir a todos.

Hoy día, es posible cultivar la misma clase de compenetración con las fuerzas de la naturaleza. Durante una fuerte sequía, viajé en sueño para pedirle ayuda a Tlaloc. Él me explicó cómo hacer una ceremonia para atraer la lluvia. La ceremonia requería de un retrato de Tlaloc (dibujado por mí) y velas hechas de chocolate. Dibujé un retrato medio rudo y me entregué al proceso de confeccionar las velas. La primera mantuvo una pequeña llama. Después de encenderla, la coloqué medio distraído frente al dibujo. Catorce horas después, una tormenta no pronosticada bendijo al pueblo con agua. Cayeron fuertes aguaceros por varias horas.

No hacía falta volver a llamar a Tlaloc hasta el año siguiente. Realicé la ceremonia completa el día 3 de febrero de 1987 en Santa Bárbara, California. Era un día caluroso y el cielo estaba despejado. No había llovido y no se había pronosticado lluvia. No obstante, cuando desperté al día siguiente, noté unos cráteres en la tierra seca y polvorienta. Habían caído unas gotas de lluvia durante la noche. Sin embargo, los días que siguieron estuvieron soleados y secos. Tuve la impresión de que la ceremonia había fallado.

Visité al dios de la lluvia el día 8 de febrero. ¿"Qué pasó con la ceremonia"?, le pregunté. ¿Hice algo mal"?

"Al contrario. Me pareció muy linda", me contestó. "Te envié un salpicón de gotas para que supieras que lo hiciste bien".

¿"Qué más puedo hacer para que caiga suficiente lluvia este año"?

Tlaloc frunció el entrecejo. "Si la gente recibe suficiente agua todos los años, dan por sentado que siempre será así. Así no aprenden nada".

"Pero, ¿quieres que sufra la naturaleza"?, pregunté.

"Las plantas y los animales sobrevivirán un año de sequía y fuego. Tú debes aprovechar la sequía para hablar con la gente y enseñarle lo que sabes en vez de estar aquí perdiendo el tiempo conmigo".

"No sé si puedo hacer eso", dije. "No tengo la confianza. Si no recibo más evidencia, voy a dudar de todo. Tienes que enviarme lluvia, pero en serio".

¿"Puedes hacerme otra vela de chocolate"?, preguntó Tlaloc.

"Seguro".

"Entonces, trato hecho".

Encendí una vela de chocolate y me senté a escribir un artículo sobre el dios de la lluvia. Si él existía, llovería y tendría que compartir lo que yo sabía con la gente. Si no llovía, no terminaría mi ensayo.

Comencé a escribir a las tres de la tarde. Dentro de poco, sopló el viento y se amontonaron las nubes. A las cinco y media llovió por unos segundos. Después de la medianoche, comenzó a llover fuertemente. Terminé de escribir el artículo y le prometí a Tlaloc que comenzaría a enseñar lo que sabía a otras personas.

Tres años más tarde, me mudé a la falda de la Sierra Nevada de California. El país entero sufría de una sequía desastrosa. El año anterior había leído sobre un grupo de agricultores de Iowa que unieron sus recursos para contratar a un chamán del pueblo lakota. De la reservación Rosebud en Dakota del Sur llegó el chamán con un grupo de bailadores para atraer la lluvia. Realizaron su ceremonia y —justo como lo habían prometido— a los tres días, ¡llovió! Pensé, si esto podía pasar en Iowa, podría pasar en cualquier lugar. En todas partes del mundo, los agricultores son personas prácticas. Había llegado el momento para demostrar una alternativa práctica a la forma convencional de tratar el agua "como si ésta no tuviera sentimientos". Yo ofrecería el servicio de "hacer llover" a agricultores y ganaderos. Si tenía éxito, me pagarían un honorario y también se comprometerían a realizar ciertos cambios que mejorarían su relación con el agua. Si no lograra que lloviera, no les cobraría y ellos no tendrían obligación ninguna.

Presenté mi plan a Tlaloc. Le expliqué que no tenía las credenciales de un chamán indígena. Si él quería que la gente me tomara en serio, tendría que producir resultados innegables. Yo le pedí lluvia suficiente como para mantener verde el césped de mi patio durante todo el verano. Pues, en mi región, ¡esto sería visto como un milagro! Tlaloc estuvo de acuerdo pero me impuso dos condiciones. Primero, yo tenía que tener bien claro que este proyecto estaba dirigido a que la gente descubriera una mejor forma de vivir. No podría realizarlo para alcanzar fama personal o para satisfacer mi ego. Segundo, tenía que declarar mis intenciones públicamente. Si no estaba dispuesto a arriesgarme a hacer el ridículo, tendría que olvidarme completamente del proyecto. Anuncié el proyecto en varios periódicos locales y comencé a realizar la ceremonia de Tlaloc a menudo.

Llovió durante toda la primavera y durante el verano. A mediados de julio el césped permanecía verde debajo de los robles de mi patio. Mientras tanto, las siembras y el ganado se morían de sed en el oeste central y en el suroeste del país. Sentí que había llegado el momento de extender la mano hacia los que más necesitaban de mi ayuda. Llamé a Alan Savory del Centro para el Manejo Integrado de los Recursos Naturales *(Center for Holistic Resource Management)* en Albuquerque, Texas. Alan enseña brillantes métodos de manejo agrícola no convencional. Sus clientes son agricultores de mente abierta, así que le pedí a mi amigo que les presentara mi oferta. Alan me explicó que como él trabajaba arduamente para que el público aceptara sus métodos no convencionales, no le convenía ir por allí diciendo que tenía un amigo que hacía llover. Temía que la gente lo tildara de loco. No obstante, a las dos semanas me llamó para decirme que había cambiado de pensar. Durante un seminario en la región más seca de Texas, los ganaderos desesperados le habían hablado de tierras agrietadas, ganado moribundo y hasta de bancarrota. Aquel grupo no tenía nada que perder y mucho que ganar. Después de hablar conmigo, visitó a los ganaderos nuevamente y les hizo la oferta. Ni una sola persona respondió. Actuaron como si Alan no les hubiera dicho nada.

El proyecto de Tlaloc estaba dirigido para beneficiarlos a todos, pero nadie estaba preparado para beneficiarse de él. Dejé de realizar mi ceremonia. Dejó de llover. El césped de mi patio se secó. No logré ayudar a nadie pero por lo menos, yo quedé convencido de que hay un dios de la lluvia que nos trata según lo tratamos.

Cada momento exige los fluidos apropiados. Frente al peligro hace falta adrenalina; el proceso digestivo requiere de jugos gástricos; la actividad sexual precisa de otros líquidos. Toda materia jugosa corresponde al elemento Agua. Nuestra energía vital también fluye como un líquido. La vejiga se encarga de almacenar esta fuerza primordial. Cuando nuestra reserva de líquidos vitales está llena, fluimos fácilmente con los cambios, como el agua. Cuando la reserva se seca, nada puede fluir. Como resultado de la sequía, nos paralizamos y sentimos temor.

El espíritu de los riñones alberga los misterios más profundos del elemento Agua. Considere el invierno, estación del agua. Una semilla duerme bajo la nieve, gestando su fuerza vital en la oscura quietud del vientre de la tierra. Dentro de sí se encuentra el mismo caos primordial que genera las galaxias. Este es el manantial vital. Al satisfacer su sed, la semilla ingiere la voluntad para vivir. Su agua interna ha sido cargada con la misma fuerza que convierte la muerte en vida, la fuerza que convierte el vacío en existencia. La semilla le manifestará esta fuerza al mundo y, a través de sus fluidos sexuales, pasará una gota de esta fuerza a las semillas de sus frutos.

Esta fuerza, que en los seres humanos se alberga en los riñones, no puede describirse adecuadamente; sólo podemos señalar algunos de sus efectos. Los sabios de la antigua China decían que los riñones son "origen y principio de la fuerza vital". Un sabio del medio oriente dijo: "Si no naces del Agua y del Espíritu, no podrás entrar en el reino de Dios".

Las plantas no tienen riñones ni vejigas pero almacenan fluidos y albergan el misterioso manantial tal y como lo hacemos nosotros. Además, si se lo pedimos, traerán la paz a nuestras aguas.

Roberta, una mujer de treinta y pico de años recibió ayuda del elemento Agua mediante el espíritu de una planta. Durante su primera visita, mientras me hablaba de su vida, escuché el quejido que transmitía su voz, observé el color azuloso de su tez, percibí su leve olor a agua estancada, sentí el miedo que la había paralizado e identifiqué el tema de los desbalances del elemento Agua que se repetía a través de su historia:

Antes, acostumbraba dormir unas catorce horas todas las noches. Ahora, a menos que alguien me dé un masaje, no duermo. Me siento muy mal, derrotada. No puedo seguir así. Siento que tengo un hueco en el estómago. Quiero sentir paz pero siempre estoy ansiosa.

Cuando era niña, estuve en cama por tres años con nefritis, una infección de los riñones. A los doce años vivía en un mundo de fantasía.

Pasaba días enteros en la cama masturbándome. No era tanto por el placer sino porque esa era mi forma de huir de la ansiedad. Aún así, perdí control de mi sexualidad. Me he sometido a ocho abortos, creo. Ya perdí la cuenta. Me siento muy culpable sobre esto y temo las consecuencias. Siempre me he dejado llevar a la deriva, según la marea. Sea quien sea, el novio del momento lo dirige todo.

Una vez, en España, después de una ruptura dolorosa, quedé tan deprimida que no podía salir de la cama. Una curandera me levantó y comencé a trabajar. Gané muchísimo dinero pero lo gasté como si fuera agua. Ya le dije, mi vida ha sido un largo flotar a la deriva.

Mi mamá era muy posesiva, muy crítica. Ella era perfecta y disfrutaba de señalar mis imperfecciones. Mi papá murió hace unos tres meses y se me vino el mundo abajo. Papi era como un dios para mí. Era filósofo, poeta, pintor, ¡brillante! Pero también me asustaba. Era bien violento. Me pegaba con su cinturón. ¡Llegué a orinarme del miedo! Creo que he vivido toda mi vida atemorizada por él. Fíjese que desde muy niña, tiendo a temblar.

Ahora me siento como si se me hubiera agotado el jugo vital. Todo está seco. Mi vida parece un paisaje de sal.

Invoqué un espíritu que pudiera devolver el agua de la vida a Roberta. Durante su segunda visita me dijo que de día se sentía bien y que tenía ganas de vivir. De noche, dormía más pero la atormentaban pesadillas pobladas de peces. Cuando la vi por tercera vez me dijo que estaba "de retiro" en la oscuridad de su dormitorio. Hoy tenía cita para su cuarto tratamiento pero me alegra informar que no llegó. Estaba buscando empleo.

Preguntas: El elemento Agua y usted

Estas preguntas le ayudarán a sentir las corrientes de Agua en su vida. Observe el movimiento de un río y visualícelo fluir por su mente. Permita que sus contestaciones a estas preguntas fluyan río abajo sin obstrucciones.

1. *¿Cómo se siente cerca de la mar? ¿Cerca de un lago? ¿A la ribera de un río? ¿Cerca de un humedal?*
2. *¿Cómo se siente durante el invierno?*
3. *¿Teme la oscuridad?*
4. *¿Teme la muerte?*
5. *¿Cuál es su mayor temor?*
6. *¿Disfruta de las películas de terror?*
7. *¿Le atrae el peligro?*
8. *¿Cuánta sal desea consumir? ¿Cuánta sal consume?*
9. *¿Disfruta de tomar agua?*
10. *¿Sabe nadar bien?*
11. *¿Cuáles son sus ambiciones?*
12. *¿Cómo se siente cuando le toca hacer algo por primera vez?*
13. *¿Cuándo permitió que el miedo le impidiera hacer algo que quería hacer?*
14. *¿En cuáles ocasiones superó sus miedos?*
15. *¿Cómo se siente vestid@ de azul? ¿Cómo se siente en una habitación azul?*
16. *¿Cuándo perdió control de la vejiga?*
17. *¿Qué o quién le inspira reverencia?*
18. *¿Qué le causa ansiedad?*
19. *¿Qué fobias ha tenido?*
20. *¿Le teme a Dios?*
21. *¿Cuándo ha sentido ansiedad?*
22. *¿Cuándo ha sentido olas de excitación fluir por su cuerpo?*

23. *¿Disfruta de la montaña rusa y otras máquinas de carnaval?*
24. *¿Qué le motiva a levantarse de la cama?*
25. *¿Medita usted?*
26. *¿Cuándo ha temblado de miedo?*
27. *¿Cómo se siente cuando llueve?*
28. *¿De dónde viene el agua que toma?*
29. *¿A dónde van las aguas negras que salen de su casa?*
30. *¿Cuánta agua utilizó hoy?*
31. *¿Cuándo ha sentido la paz?*

En lo que considera la amplitud de sus respuestas a estas preguntas, piense en lo expansivas y profundas (o lo estrechas y restringidas) que son sus formas de responder a la vida. ¿Cuáles situaciones le inspiran temor?

Cierre los ojos y abandónese al gran río, al gran fluir de la vida. Pídale a este manantial vital que le acoja en sus profundidades. Báñese en esta fuente y sienta cómo ella puede satisfacer su sed, su anhelo más profundo. Agradezca al Agua porque ella le llevará hacia este fin.

10

Madera

Algunos dicen que los elementos fueron el primer sueño de la Soñadora Suprema. De su imaginación brotaron Fuego, Tierra, Metal y Agua, todos ondulando en caótica fusión. Luego de dar por terminada su creación, la Soñadora la contempló. Quedó complacida . . . por un tiempo, pero dentro de poco aquella fusión la dejó aburrida. Comparado con la nada, el caos es muy interesante, pero la fusión presenta muy poca trama. Si no hay un aquí y allá, si no hay un antes y después, un usted y yo, no hay trama, punto. Así que a la Soñadora le comenzó a apetecer unos buenos cuentos con los cuales entretenerse durante los largos tiempos de la eternidad. ¡Fantástica idea!, pues aún no se habían inventado los cuentos. Tampoco existía quién los narrara o los actuara. Como ve, esta Soñadora es simplemente espectacular.

La creatividad figura entre los atributos más maravillosos de la Soñadora. Efectivamente, se inventó una manera de generar un caudal interminable de cuentos fabulosos. Para empezar, soñó un árbol y lo ubicó en el mismo centro de su universo sin centro.

Usted dudará que un árbol sea la mejor fuente de inspiración para dramas épicos pero al principio de los tiempos, las cosas eran diferentes. ¡Ya verá cómo la industria moderna del entretenimiento se lo debe todo a un vegetal! Pasó así: Cuando el árbol comenzó a crecer, le hacía falta espacio para crecer. ¡Pum! De repente se hizo el espacio donde una vez sólo hubo caos. Como si esto fuera poco, al árbol le hacían falta ramas para crecer hacia arriba y raíces para crecer hacia abajo. ¡Pum! De repente el universo llegó a tener estructura. Entonces, el mismo árbol le dijo al Fuego que se colocara en el cielo como el sol. La Tierra recibió órdenes de recogerse y formar masas de terreno bajo ese cielo. Una vez se acostumbraron al nuevo arreglo, tanto el Fuego como la Tierra comenzaron a sentirse muy bien. En poco tiempo, el Agua y el Metal también se acogieron al nuevo orden.

Ya que se habían creado el espacio y los rumbos de arriba y de abajo, el árbol en el centro del universo comenzó a crecer. Para que creciera y formara su madera, le hacía falta materia que le sirviera de alimento. Utilizó lo que había: el Fuego, la Tierra, el Metal y el Agua. Así fue cómo estos cuatro elementos se organizaron para formar algo nuevo y único: un ser nuevo compuesto de los elementos pero de cierta manera, distinto de todos ellos. Éste fue el primer protagonista.

Nuestro árbol protagonista creció y creció, y poco a poco comenzó a envejecer. Es decir, se proyectaba hacia el futuro. Hasta este momento no había existido futuro hacia dónde dirigirse. Sin crecimiento y sin desarrollo, nada había sucedido jamás; o sea, no había evento que se contrastara con algo diferente. Cada momento había sido el mismo. El tiempo no había existido. El crecimiento del árbol puso fin a todo esto. Ahora había rumbos para seguir, tanto en el tiempo como en el espacio. Así que el árbol comenzó a mirar hacia el futuro y a planificar su crecimiento. Así llegó a ser el primer visionario. Gracias a sus pioneros esfuerzos, nosotros tenemos el don de la visión. Pero ya estoy perdiendo el hilo de mi cuento.

En lo que el árbol siguió creciendo y mirando hacia el futuro, previó el problema de la muerte. Para enfrentar ese problema se inventó una divertida solución: el sexo. Claro está, el sexo requiere de la presencia de otro individuo así que el árbol le pidió a la Soñadora que le soñara una pareja simpática. En un abrir y cerrar de ojos, a poca distancia apareció otro árbol. El primer árbol se enamoró locamente y quería reproducirse, ¡ya!, pero el segundo árbol tenía otros planes. Quiso enfocarse en su crecimiento personal antes de enraizarse y criar retoños. Como es de suponer, los dos árboles pelearon y el árbol nuevo se fue del lugar. Si luego no hubiera cambiado de parecer, el universo entero habría estado paralizado por la ira. Pero, gracias a la vida, volvieron a juntarse y formaron una familia.

Así fue que la Soñadora puso un árbol en el mismo centro del universo, y del árbol surgieron el tiempo, el espacio, el conflicto, la individualidad, el sexo y la muerte. Claro, no es pura casualidad el hecho de que estos son los ingredientes de un buen cuento. De hecho el primero —el que protagonizó el árbol— todavía parece ser el mejor: el chico conoce a la chica; el chico pierde a la chica; la chica vuelve al chico. Desde aquel entonces, cada vez que brota un retoño, brotan también docenas de cuentos nuevos, y a la Soñadora se le acabó el aburrimiento para siempre.

Es la primavera. Una semilla de sauce brota y comienza a crecer. Será un árbol. Jamás será una brizna de pasto. No será ni tiburón ni hormiga. Será un árbol de sauce. Tiene la visión interna de la esencia de todos los sauces y siempre consultará esa visión. "A ver. El sol está bueno. Hay suficiente agua y minerales, y el suelo está muy bueno, así que podré crecer más. ¿Qué tal si añadimos unas aletas? Déjame primero consultar el plan. No. Aletas, no. Se supone que yo genere madera. Madera de sauce".

Ahora el sauce tiene que decidir exactamente cómo y dónde va a crecer esa madera. ¿Crecerá bajita y frondosa o alta y esbelta? ¿Crecerá derecha o se inclinará según la luz? ¿Qué ramas crecerán primero? ¿Deberán crecer todas a la vez? Hay que tomar miles de decisiones.

Como el sauce, yo también estoy creciendo. Consulto la visión que llevo en mi alma y tomo las decisiones que me ayudarán a convertir esa visión en realidad. Hay una diferencia entre la forma en que crece el sauce y la forma en que crezco yo. El cuerpo del sauce sigue creciendo y creciendo hasta sus últimos días. Yo logré mi altura de adulto hace treinta y tres años. Desde entonces, todo mi crecimiento ha sido mental y espiritual. Me hace falta crecer mucho en estas áreas porque la educación que me ofreció nuestra sociedad me coartó este desarrollo. No porque mis vivencias de estudiante hayan sido traumáticas. De hecho, fui un estudiante "exitoso". Mi educación me coartó el crecimiento no por lo que viví sino por lo que no viví: el proceso de iniciación.

La iniciación es un ritual que le indica a una persona cuál es el propósito de su vida. En muchas sociedades tradicionales, este ritual se realiza durante la pubertad porque esta etapa marca el término del crecimiento físico. En ese mismo momento se comienza en serio la educación del espíritu.

Cuando comenzamos a percibir el propósito de la vida, se nos despierta la visión espiritual. Antes de tener esta visión, el alma anda en la oscuridad, a tropezones. Por esto, en algunas culturas la iniciación se conoce como una "búsqueda de visión". Hay muchas formas de realizar este ritual, pero siempre se hace bajo la supervisión de los mayores. A menudo, los iniciados se aíslan de sus familias y pasan tiempos de ayuno y otras privaciones en un lugar despoblado, a menudo en un bosque o un desierto. Durante su estadía reciben visitas de los espíritus que les indican su verdadero camino. Estos espíritus también les confieren poderes espirituales que les servirán de apoyo. Al volver a la sociedad, los iniciados están seguros de sus dones y de las aportaciones que podrán hacer para el beneficio de su pueblo. Ya formados como adultos, continúan por el camino de convertirse en sabios.*

A pesar de que superficialmente pasé por una iniciación cuando celebré mi *bar mitzvah,* era un joven completamente ignorante. Mi

---

* *Como la iniciación es un proceso de crecimiento impulsado por el elemento Madera, es fascinante notar que a menudo, el espíritu de un árbol es el primer maestro espiritual que aparece durante la búsqueda de visión. Sobre este fenómeno se destacan dos historias: la iniciación de Ron Geyshick, sanador del pueblo lac la croix ojibway* (See Te Bwe Win *Summerhill Press, Toronto, Canadá 1989) y la de Malidoma Somé, chamán del pueblo dagara de África oriental* (Ritual: Power, Healing and Community, *Swan•Raven & Co., 1993).*

buena preparación académica no me iluminó el camino. Sin visión, no sabía nada de lo que me hacía falta saber. Al cumplir los veinte años, mi padre comenzó a preguntarme cuándo iba a dejar de "deambular". Esa expresión me enfurecía. Yo insistía en que no deambulaba; pero era cierto. Andaba sin norte. En parte, sentía mucho coraje porque mi padre tenía razón. A la vez, mi indignación respondía a que nadie me había ayudado a descubrir mi propósito. Sólo había tomado un examen de aptitud en la escuela superior. Según los resultados, tendría éxito en cualquier campo que yo escogiera con excepción de la agricultura y la medicina.

Mi iniciación llegó tarde y fue lenta e informal. Duró más de una década y abarcó varias búsquedas de visión y otras diversas vivencias. Todo, luego de cumplir los treinta años. ¡Suerte tuve! Hay quienes jamás descubren el propósito de su vida. No encuentran la forma de expresar su poder creativo así que cada día es tan monótono y frustrante como el anterior.

La vida moderna nos abre un camino, pero en vez de dirigirnos hacia el alma, nos lleva hacia el centro comercial más cercano. Lamentablemente, la fuerza de nuestro crecimiento va dirigida por este mismo camino. El resultado de este juego —la conversión de la naturaleza en una gran diversidad de bienes tóxicos— se conoce como el "producto bruto nacional", y si éste no se "embrutece" año tras año, nuestra "economía" sufre.

En círculos médicos, la palabra que mejor describe tal crecimiento rápido y descontrolado es "cáncer". El cáncer sigue colonizando nuestros cuerpos y nuestro planeta porque, como los árboles, necesitamos crecer. Sólo nos salvamos cuando reconocemos que el crecimiento físico es simplemente la fase juvenil que nos prepara para el verdadero crecimiento hacia nuestra sabiduría mayor.

A corto plazo, es poco probable que nuestro pueblo reconozca esta verdad. Los medios de comunicación masiva reflejan nuestro culto a la juventud y nuestras ansias de prolongarla el mayor tiempo posible. La herida ocasionada por este culto cruel es más profunda que el corte del bisturí del cirujano plástico. Nuestra cultura descarta a los ancianos tan pronto se acaban sus años de máximo consumo.

No soy la única persona que siente coraje por haber tenido que vivir tantos años en la ignorancia total. En su interior, la mayoría de la gente resiente el supuesto de que nacimos para comprar. Este resentimiento es saludable, pues el coraje nos brinda poder. La ira nos da la fuerza que necesitamos para poder superar los obstáculos. El coraje de los seres humanos que invierten largas horas todos los días realizando trabajos sin sentido tiene el potencial de derrumbar todo nuestro sistema económico. Sin embargo, tal cambio no es probable porque nuestra frustración saludable se ve debilitada por la negación y el alcohol.

Cuando el ex-presidente de los Estados Unidos de Norteamérica George Bush padre, visitó Rusia, los periódicos presentaron en primera plana fotos de Bush y el presidente Gorbachev tomando vodka. Dos estadistas de este rango, ¿podrían haber brindado públicamente con otra droga? ¿La cocaína, quizás, o la heroína?

Cuando llegaron los españoles a México hace quinientos años, descubrieron una civilización mucho más avanzada que la suya. Esta civilización veneraba el pulque, bebida alcohólica hecha de la planta de agave o maguey. No obstante, el estar ebrio era un crimen para todos, con excepción de los abuelos sabios. Luego de destruir esta civilización y esclavizar a su pueblo, los europeos implantaron una larga lista de leyes restrictivas. A la vez, los invasores introdujeron una variedad de bebidas alcohólicas y eliminaron las sanciones legales contra la embriaguez.

Para entender el lugar privilegiado que ocupa el alcohol, conviene saber que el hígado es la sede de la energía del elemento Madera. El hígado alberga el alma y es la fuente de nuestra visión, el crecimiento y la creatividad. También es la sede de la ira. El plan para nuestra vida reside en el hígado. Claro está, el alcohol destruye el hígado. La visión del alma se pierde años antes de que se manifieste la cirrosis.

La persona alcoholizada olvida la fuente de su coraje. Esto quizás explique la epidemia de alcoholismo entre los pueblos indígenas de América. Las poblaciones que han sido violadas, robadas, golpeadas, masacradas y abusadas de todas las maneras habidas y por haber expresan su ira destruyendo sus propios cuerpos y los de sus parejas, hijas e hijos. Los borrachos rabiosos no representan ninguna amenaza al *estatus quo* comparados con personas sobrias quienes pueden recordar por qué sienten tanto coraje. Gracias al alcohol, los centros comerciales siguen operando como si todo estuviera bien.

No importa cuál sea su herencia cultural, si nadie le ayudó a descubrir el propósito de su vida, su desarrollo espiritual está desatendido. No importa dónde hayan nacido sus ancestros. El sistema económico se asegura de que consigamos tragos baratos dondequiera que vayamos. Vivimos en una nación de personas alcoholizadas . . . y los centros comerciales siguen operando como si todo estuviera bien.

No obstante, aun cuando el sueño del ser humano parece estar muy confuso y muchas veces desesperanzado, las plantas nos invitan a compartir su paraíso. No entiendo muy bien este fenómeno. Es un misterio que me encanta contemplar y que quizás nunca entienda. Y eso está muy bien porque me fascinan los misterios. Sigo pidiéndoles a las plantas que me concedan de su magia y cada vez que me la ofrecen, quedo maravillado.

Por cierto, la vida de Edna era una maraña desesperante cuando me la trajo una colega. Edna me explicó que padecía del síndrome de fatiga crónica y que durante los últimos dos años, había salido de su cama pocas veces. Se sentía como si un gigante la sostuviera contra el piso, impidiendo que se moviera. Esta fue su manera de comunicarme que su Madera estaba tronchada y que no podía crecer. El color verdoso de su cutis, el tono gritón de su voz, su actitud de enojo y el olor levemente rancio de su cuerpo confirmaron esta evaluación. Después de señalar esto a Donna Guillemin, mi colega y ex-estudiante, dejé a Edna en sus manos.

Cuando vi a Edna después de unos seis meses, era toda sonrisas. "Tengo unos cuentos increíbles, Eliot", me dijo.

¡"Cuénteme"!, le dije.

"No sé si se lo había dicho, pero yo sufría de alergias violentas".

"No recuerdo que me lo haya comentado", le dije.

"Bueno, así mismo era. Pero después de unas cuantas sesiones con Donna, noté una mejoría descomunal. Le pregunté a Donna con qué planta me estaba tratando y me dijo que con la escobilla escocesa. ¿"La escobilla"?, dije. ¡"Esa planta era mi peor enemiga"! Le conté que recientemente había ido a un restaurante y me dio un ataque de asma muy fuerte. Busqué a mi alrededor pero no vi nada que me afectara, así que le pregunté al camarero si había escobilla en el lugar. El me señaló hacia un pequeño mazo de la planta seca sobre el fogón y me dijo que había estado allí durante años. No podía respirar, así que me fui del lugar sin haber comido. Cuando salí del restaurante, el asma desapareció casi instantáneamente. Al contárselo a Donna, sentí que la escobilla y yo habíamos entablado una amistad. Entonces metí toda la cara en un arbusto de escobilla escocesa florecido y no me pasó nada. ¡Nada!

"Y míreme las manos", continuó Edna, sonriente. Sus uñas se veían largas, fuertes y saludables. Cuando yo la conocí por primera vez, estaban amarillas, podridas y desfiguradas por el hongo. Esta era una señal importante porque según la fisiología china, la salud de las uñas depende de la salud del hígado.

"Me alegro, Edna", le dije. "Pero, ¿qué tal su energía"?

¿"Mi energía? Ya no me canso. Y por primera vez sé lo que quiero hacer con mi vida. He comenzado a estudiar nuevamente. Estoy por emprender una nueva carrera".

Preguntas: El elemento Madera y usted

Quizás estas preguntas le ayuden a ver de qué manera usted crece. Estando de pie, descanse con su espalda pegada a un árbol alto. Visualice que su espina dorsal es el tronco del árbol y que su cabeza está más arriba de las copas de los árboles. Desde este punto de vista podrá observar el paisaje de toda su vida. Conteste estas preguntas clara y sinceramente.

1. *¿Cómo se siente durante la primavera?*
2. *¿Qué situaciones comunes le enojan?*
3. *¿Cuándo fue difícil para usted tomar una decisión?*
4. *¿Cómo se siente cuando no se dan sus planes?*
5. *¿Ha gritado usted recientemente?*
6. *¿Cuándo quiso gritar?*
7. *¿Cómo se siente al vestir ropa verde? ¿Cómo se siente en una habitación verde?*
8. *¿Tiene buena mano para sembrar?*
9. *¿Cuán organizado está su ropero? ¿Sus bolsillos? ¿Su cartera?*

10. *¿Disfruta de organizar a la gente? ¿Le gusta organizar eventos y actividades?*
11. *¿Qué tal está su coordinación física?*
12. *¿Qué tal está su visión?*
13. *¿Cuán saludables están las uñas de los dedos de sus manos y sus pies?*
14. *¿Cuán a menudo toma bebidas alcohólicas? ¿Por qué?*
15. *¿Cuáles son las cosas o situaciones que más le frustran?*
16. *¿Cómo se siente cuando sopla el viento?*
17. *¿Disfruta de consumir alimentos agrios?*
18. *¿Alguna vez ha llorado al pasar un gran coraje?*
19. *¿Qué tal se orienta en torno a los puntos cardinales? ¿Orienta bien a las personas que se pierden?*
20. *Cuando niñ@, ¿tuvo problemas de desarrollo?*
21. *¿Cuáles fueron las circunstancias de su nacimiento?*
22. *¿Cómo se siente sobre el proceso del parto? ¿Cuáles son sus experiencias con el parto?*
23. *¿Puede visualizar cómo será su vida dentro de cinco años? ¿Dentro de diez años?*
24. *¿Tiene planes para su vejez?*
25. *¿De cuáles actividades creativas disfruta? ¿Cuán a menudo disfruta de ellas?*
26. *¿Qué ideas o conceptos nuevos ha parido?*
27. *¿Es usted mejor ser humano hoy que diez años atrás?*
28. *¿Cuáles son sus sueños? ¿Cuáles son sus esperanzas para el futuro?*
29. *¿Cuándo se sintió llen@ de esperanza?*
30. *¿Cuál es el propósito de su vida?*

Al contestar estas preguntas, observe cómo cada respuesta se relaciona con su proceso de crecimiento. Como los árboles, crecemos mejor durante ciertas estaciones y en ciertos suelos. ¿En qué estación de crecimiento se encuentra ahora? ¿Cuán rápido o cuán lento va ese crecimiento? ¿Qué tipo de crecimiento es? ¿Qué obstáculos impiden su crecimiento? Mientras va experimentando diferentes etapas de crecimiento en su vida, ¿de qué manera es este período similar a algún otro momento de su vida?

Vuelva a enfocarse en el árbol que le ha acompañado. Pregúntele a este gran maestro qué necesita hacer para abrir más su vida al crecimiento y al cambio.

Con su espalda pegada al árbol, visualice raíces bajando desde su cuerpo hacia la tierra. Mentalmente, dibuje las hojas que brotan de sus brazos, formando ramas. Visualice flores y frutos naciendo de su ser. Celebre su crecimiento. Sienta la frustración de aquello que está trunco en usted. Toque el impulso que mueve su vida hacia arriba: Madera.

11
Retos especiales

La posesión

Para el alivio de las muchas personas que pasan sus últimos días en el hospital, ¡los cuidados ofrecidos por la medicina convencional terminan cuando uno muere!

En cambio, los chamanes sabemos que después de la muerte, a veces el alma se confunde y no puede llegar al otro mundo sin ayuda. En casos de muerte repentina o violenta, puede que el fallecido ni siquiera entienda que ha dejado su cuerpo. Puede que su alma deambule por largos años sin comprender por qué no logra lo que desea. Si un alma confundida se encuentra cerca de una persona con defensas bajas —es decir, con un tipo de vacío en el alma— es posible que el alma confundida se incorpore en la de la otra persona. Una vez logra entrar, el alma del ser muerto puede manipular la vida de la persona viva. Esta es la manifestación más común de la posesión.

Somos más susceptibles a la posesión cuando nos encontramos empobrecidos espiritualmente y cuando desatendemos a nuestros muertos. Durante los últimos 19 años de práctica, he notado un marcado aumento en el número de personas poseídas que vienen por tratamiento. No podemos hacer nada sobre esta epidemia hasta que reconozcamos que existe. Lamentablemente, hoy día proyectamos la actitud de que la posesión es superstición o simplemente un producto más del sensacionalismo de Hollywood. Con el fin de explotar nuestros miedos, los guionistas y cineastas nos apartan de la realidad. Normalmente la posesión no causa comportamientos raros. En los

Estados Unidos cientos de miles de personas poseídas viven sus vidas de clase media sin que nadie sospeche de su condición. Estas personas no participan de cultos satánicos. No son malas personas. Su problema es que sus vidas no son suyas porque su propia alma está fuera de su alcance. Al mirarle los ojos a una persona poseída, sólo se ven sus pupilas.

Sospeché que mi paciente Janice podría estar poseída, así que hice un viaje en sueño para asegurarme. Me encontré frente a unos escalones anchos de piedra que subían hacia una iglesia española en Tucson, Arizona. Sobre los escalones, varios mercaderes indígenas charlaban y vendían sus productos. Según su vestimenta, juzgué que era durante el siglo XVIII. Muy en particular, mi atención fue captada por una madre jovencita que jugaba con su hija de unos cuatro años. La niña llevaba llamativos mocasines rojos.

De repente, llegó la milicia. Sin provocación alguna y sin aviso, dispararon hacia los indígenas. La niña de los mocasines rojos murió en los brazos de su madre. La mamá levantó su cabeza para poder ver a los militares, y en ese momento ella también sufrió el impacto de una bala. Murió al instante sin sentir ningún dolor físico y por lo tanto quedó ignorante de su muerte. Su alma permaneció en el área de los escalones buscando a su amada hijita.

Doscientos años más tarde, una niña sensible y traumatizada llamada Janice fue a jugar en los mismos escalones. Llevaba puestos sus zapatitos rojos. La mujer indígena se pegó de ella con toda la pasión de su amargado corazón y se quedó con ella durante treinta años. Janice la niña ya era una mujer adulta, pero vivía siempre el dolor de la india que la habitaba.

En mi sueño me acerqué a la indígena. Me miró con recelos. ¿"Qué quiere usted?", me preguntó.

"Noté que usted no es feliz, así que vine a ayudarla", dije. "Sé que quiere estar con su hija. Yo la puedo llevar para que la vea".

¿"De qué habla usted"? me gruñó. "Mi hija está aquí mismo". Señaló a Janice.

"Perdóneme, pero ha habido un malentendido", le dije. "Esta es una persona blanca. Usted es indígena. Ella no puede ser su hija. Mire por sí misma. Ponga su brazo al lado del de ella y notará la diferencia en su color".

Comparó el color de la piel de las dos. Lo que vio la dejó sin palabras. Seguí. "Creo que usted se confundió. Ve, ésta es una mujer de su edad. Su hija tiene unos cuatro años. ¿No es así"? Asintió con la cabeza e irrumpió en lágrimas. Pasé a su lado y posé una mano sobre su hombro para reconfortarla. "Su hija está en otro lugar muy lejos; está en otro mundo. Está ansiosa por verla, pues la ha esperado por mucho tiempo. Yo puedo llevarla. ¿Viene conmigo"? Una vez más, asintió con su cabeza.

Yo no tenía la mínima idea de cómo encontrar a la niña que había muerto tantos años atrás, pero confié en que mis ayudantes espirituales sabrían llegar. Les pedí que nos llevaran y tomé la mano de la mamá. Pronto llegamos a un lugar celestial como los que se ven en algunos cuadros religiosos. Destellos de luz descendieron entre nubes algodonosas y coros de ángeles cantaron un saludo. Dejé a madre e hija abrazadas entre las lágrimas de su reencuentro, y volví a mi consultorio.

"Janice, ¿Dónde te criaste"?, le pregunté.

"En Tucson", me contestó.

"Ajá. ¿Hay una iglesia española en Tucson"?

"Sí. Yo iba a misa en ese lugar. Frente a la iglesia hay unos escalones bien anchos de piedra. Yo jugaba allí. Me encantaban esos escalones. De niña, ese fue mi lugar preferido. Cuando crecí me enteré que a finales del siglo 18, la armada masacró a muchos indígenas allí mismo a sangre fría. ¡Me da escalofríos pensar en eso"!

¡"Increíble! Y otra cosa, Janice. Cuando tenías unos cuatro años, ¿usabas unos zapatos rojos?"

¿"Cómo lo supiste?", preguntó.

Aunque a menudo un alma confundida posee a una persona sin intenciones maliciosas, una persona adiestrada en tales artes puede inducir la posesión.

Rosalyn me contó: "Cuando trabajaba en televisión compartía chistes y comentarios con una compañera de trabajo. Nos entreteníamos, pero en cierto nivel había mucha competencia entre nosotras. Ella me dijo que practicaba la magia negra y se jactaba de haber dominado a varias personas mediante sus "trabajos". No le presté atención porque no creía en nada de eso. Después de un tiempo, ella comenzó a sabotear mi trabajo. Discutimos. Un día hice un comentario que la metió en problemas con el gerente. Un par de días después, ella fue a mi escritorio y me roció con agua. Sarcásticamente, le dije: "No tienes que hacer eso; ya me bañé esta mañana". No lo tomé en serio. Pero desde ese momento, mi vida tomó un giro bien negativo. Dejé de conseguir buenos trabajos. Comencé a sentirme insegura de mí misma. Perdí mi vitalidad, mi energía. De noche, siento una presencia malvada a mi alrededor, como de alguien que quisiera violarme".

No lidié con la compañera de trabajo ni con el espíritu que había llamado para hacerle daño a Rosalyn. En cambio, llamé a quienes los médicos chinos tradicionales llaman "los siete dragones para los siete demonios". En la mitología oriental, los dragones son seres benignos que traen bendiciones y poderes divinos. Dentro de cada ser humano, habitan los espíritus de siete dragones que pueden consumir las entidades que poseen a las personas. A una de mis plantas aliadas le pedí que despertara los dragones de Rosalyn. El demonio fue despachado en seguida y la calidad de vida de Rosalyn mejoró marcadamente.

Extravíos del alma

Una persona fuerte e íntegra no tiene por qué temer la posesión. Sólo ocurre cuando una entidad encuentra un agujero en el alma de un anfitrión debilitado. Es fácil entender que un trauma puede debilitarnos; pocas personas reconocen que, bajo condiciones extremas, se nos puede extraviar parte del alma.

Cuando nos enfrentamos a un dolor demasiado grande, parte de nuestra alma deja el cuerpo y comienza a habitar y a vivir otro sueño. Esto nos permite sobrevivir el trauma, pero si la parte que se fue no vuelve, quedamos incompletos. Aunque evitemos la posesión, bajo estas circunstancias es posible que no tengamos suficiente fortaleza espiritual para protegernos de enfermedades, depresión, agotamiento, accidentes y otros desastres. La sanación depende de que otra persona entre y busque en el mundo de los sueños hasta rescatar las partes perdidas.

Mis espíritus me enseñaron a recuperar "pedazos de alma" de otras personas y lo practiqué cuantas veces fue necesario durante varios años. Cuando Sandra Ingerman publicó su excelente libro *Soul Retrieval (La recuperación del alma)*, muchas personas comenzaron a pedirme este tipo de sanación y empecé a practicarlo más a menudo. Mi experiencia con Debra me convenció que debía realizar este tipo de trabajo rutinariamente.

Debra había recibido cuidados de algunos de los mejores acupunturistas del mundo durante varios años. Luego acudió a mi consultorio para recibir tratamientos de botánica espiritual. Vimos mejorías de salud pero quedaba mucho sin resolver. Un día, un amigo mutuo me llamó para avisarme que Debra se encontraba en una ciudad lejana después de haberse sometido a una cirugía de emergencia para una obstrucción intestinal. Dos semanas más tarde, recibí otra llamada del mismo amigo; Debra había sido transferida a un hospital local. A pesar de una cirugía exitosa, ella no recuperaba y las pruebas no lograron determinar la causa de su decaimiento.

Después del trabajo, fui al hospital a visitar a Debra. Me chocó su apariencia tan delgada y frágil. Su voz estaba débil; sus brazos descansaban sin vitalidad sobre la cama mientras hablaba. En el aire, sentí la presencia de la muerte. Le canalicé el espíritu de una planta aliada. Sus pulsos respondieron al tratamiento pero la atmósfera se mantuvo pesada alrededor de su cama.

Decidí viajar en sueño a su alma. Lo que escogió enseñarme fue una escena vívida de abuso sexual a manos de su padre cuando ella tenía sólo cuatro años. La niña de cuatro dijo: "No puedo más", y se fue de este mundo, volando hacia un lugar reconfortante dentro de un sol anaranjado. Tuve que ejercer una gran labor de convencimiento para que aquella alma de cuatro años se integrara a su vida adulta, pero finalmente consintió y volvió al cuerpo de Debra.

Cuando retorné a la realidad cotidiana, encontré a Debra más presente. El espectro de la muerte se había esfumado.

"Mientras usted hacía lo que usted hace, tuve una visión", me dijo. "Alguien me regaló una niña. Me levanté de aquí y caminé hasta la puerta principal del hospital. Era una puerta enorme de roble con un barrote de seguridad, pero lo rompí y salí de aquí con la niña en mis brazos".

¡"Me alegro! ¡Ya te ves mucho mejor! Pero, cuéntame un poco sobre lo que ha sucedido. ¿Por qué fuiste de viaje? ¿Qué hacías inmediatamente antes de que te enviaran al hospital"?

"Fui a ver a mi terapeuta", dijo. "Ella está trabajando con mi niña interna, y aquella mañana descubrimos algo importante. Por primera vez, recordé episodios de abuso sexual a manos de mi padre cuando tenía cuatro años. Fue muy pesado. Parece que no pude bregar con ello porque esa misma tarde fui a la sala de emergencia con dolor en el abdomen, y me operaron en seguida.

"Recuerdo algo de lo que le pasó a mi alma mientras recibía la anestesia. Una mujer vino y me extendió sus manos. Su gesto fue muy reconfortante y me hizo sentir muy segura. Ella me dijo que si yo tomaba su mano no tendría que volver a este mundo. No le tomé las manos pero tampoco decidí volver. Es como si una parte de mí hubiera estado luchando por tomar la decisión. Los médicos no entienden por qué no mejoro, pero yo sé por qué".

Aparentemente, recuperar la parte extraviada de su alma era precisamente lo que hacía falta porque al otro día Debra salió de la cama, preparó su maleta y se dio de alta del hospital. Fue directamente a su casa, llamó a su padre por teléfono y lo confrontó. Su padre, siquiatra, negó lo que había hecho e intentó convencer a Debra de que estaba fuera de sus cabales. Entonces la amenazó con abordar el próximo avión hacia su ciudad para ingresarla en una institución siquiátrica. Su padre tenía la llave de su apartamento.

Debra volvió a preparar su maleta. Cuando su padre llegó, ella y su prometido ya estaban seguros en un pueblo lejano.

Desbalance Marido/Mujer

Además de la posesión y el extravío de partes del alma, hay un tercer factor causante de enfermedad desconocido por la medicina convencional moderna. Este factor es hasta más serio que los otros dos porque si no se atiende, puede ocasionar la muerte prematura. A esta causa, se le llama el desequilibrio marido/mujer.

Para poder entender lo que es el desequilibrio marido/mujer, es importante reconocer lo que es el equilibrio marido/mujer. Todos los seres humanos necesitan cualidades masculinas y femeninas para poder sobrevivir en este mundo. Hace falta la energía agresiva que busca y alcanza logros. También nos hace falta algo de la energía que alimenta, que apoya, que deja que sucedan las cosas. Estas dos energías deben apoyarse mutuamente, como el marido y la mujer en un matrimonio de cavernícolas. El marido interno está dotado por la naturaleza con las cualidades que hacen falta para cazar. Tiene la fuerza y el temperamento necesarios para matar. Por naturaleza, la mujer interna está dotada para cuidar a su familia. Ella tiene las mamas y el temperamento necesarios para alimentar a sus crías.

Mientras marido y mujer realizan sus tareas correspondientes, la familia sobrevive. Imagínese lo que sucedería si un día el marido llegara, se acostara sobre la alfombra de piel y dijera: "Mi amor, ya me cansé de este trajín. Todos los días lo mismo: caza mamuts y caza mamuts y caza mamuts. Traigo uno y ustedes se lo comen y tengo que salir a buscar otro. ¡Ya me cansé! De ahora en adelante, yo me quedo aquí atendiendo el fogón suavecito como tú, y tú vas a traernos la carne"! Seguramente, a la mujer le iría muy bien en la cacería con los muchachos, pero qué les pasaría a los chiquillos? Sin los pechos de su mamá, pronto morirían de hambre. Si esto siguiera por mucho tiempo, la familia entera se extinguiría.

El resultado sería igual si fuera la mujer quien de repente anunciara que estaba ya aburrida de quedarse al lado del fogón familiar y que tenía todo el derecho de divertirse matando animales como su marido.

Que los movimientos feminista y de hombres me entiendan bien: Todos los seres humanos albergamos las energías masculina y femenina dentro de nuestro ser. Todos tenemos que ser parte cazador y parte alimentadora. De eso se trata el equilibrio.

Un desbalance entre el marido y la mujer atrae la muerte. Puede suceder por enfermedad, suicidio o accidente, pero siempre es algo fuera de lo natural y siempre es una muerte desagradable. A menudo, una persona que padece de esta condición siente que la muerte le acecha mucho antes de haber una razón médica para ello. En cuanto el principio masculino y agresivo se ve debilitado y resignado, la persona pierde su vitalidad.

Cuando vino a verme Glenda, esta ama de casa de 60 años de edad sufría del desbalance marido/mujer. Su agotamiento era tal que le costaba moverse. Los médicos habían descubierto que un anticuerpo destruía la hormona de la tiroides tan pronto ésta se formaba pero no lograban corregir el problema. Ninguna de las terapias "alternativas" funcionó. Al acostarse en la camilla de mi consultorio, Glenda me confesó susurrando que sentía que le faltaba poco tiempo de vida. Sin embargo, tan pronto mis amigas las plantas lograron que su marido y su mujer internos dejaran de pelear por las secreciones de su tiroides, se sintió llena de vitalidad.

Bob, un piloto, se quejaba: "Ya nada me importa. La vida no me interesa. Cuando no estoy trabajando, me acuesto. No soy yo. Yo siempre he sido un tipo alegre, motivado. Disfrutaba de mi trabajo y cuando no volaba, aprovechaba el tiempo con proyectos del hogar".

Continuó: "También tengo problemas físicos. Tengo hambre todo el tiempo. Como desesperadamente, pero siento que no aprovecho el valor de los alimentos. Para colmo, recién descubrimos que soy estéril; es decir, produzco pocos espermatozoides. Mi esposa y yo hemos querido tener un bebé, pero sin suerte. Los médicos nos hicieron pruebas. Ella está bien, pero yo, no. Esto me preocupa, y a la vez pienso que quizás es mejor así porque ya no tolero a mi esposa. Aunque sus palabras sean completamente inofensivas, todo lo que ella me dice me molesta. Me da coraje. Entro en unos estados de cólera brutales. No me puedo controlar".

Los síntomas de Bob dramatizaron el estado de divorcio interno entre su propio lado masculino y su lado femenino. El marido interno se encontraba dominado, impotente y enfurecido con su mujer interna, quien rehusaba alimentar a su hombre.

Hay que recalcar que ningún tipo de consejería matrimonial hubiera ayudado con la sanación del matrimonio interno de Bob. Sin embargo, la corrección del desbalance marido/mujer interno arrojó unos resultados dramáticos. A los cinco días del tratamiento me dijo:

"¡El cambio en mí es indescriptible! Tan pronto salí de su consultorio irrumpí en carcajadas. ¡No podía dejar de reirme! ¡Qué alivio! He vuelto a la vida. Mi energía ha vuelto. Ya me encuentro trabajando en la casa otra vez. No estoy comiendo de más ni he peleado con mi esposa".

Seis semanas más tarde, el contaje de espermatozoides de Bob reveló una producción cuatro veces mayor de la que había estado produciendo antes de que el espíritu de una planta uniera a su pareja interior.

12
Los Remedios

Gil Milner es un distinguido médico con credenciales impresionantes. Entre otras cosas, es neurólogo, siquiatra y ex-profesor de medicina en una universidad de renombre internacional. Hace varios años, asistió a uno de mis cursos de chamanismo botánico. Sentí curiosidad por saber cómo una persona con su trasfondo se relacionaría con los espíritus de las plantas, así que después de cada viaje-en-sueño, miraba lo que él escribía en su libreta. Siempre veía lo mismo: varios renglones de garabatos esotéricos y, más abajo, las sílabas de un idioma desconocido.

Después de unos días, mi curiosidad pudo más que la discreción y le pregunté: ¿"Qué significa la anotación extraña que escribes en tu libreta, Gil"?

"Tú sabes; es la canción de la planta", me contestó.

¿"Cómo es"?

"Bueno, cada planta ofrece su poder en la forma de una canción. ¿No es así"?

"No sé. ¿Es así para ti"?

¡"Claro! ¿A ti no te cantan"?

"No. Hasta ahora, no".

"Hmm. Creí que lo hacían con todo el mundo. Mira. Ésta es una anotación para recordar la melodía, y éstas son las palabras de la canción, escritas aquí abajito", dijo el Dr. Milner al enseñarme su cuaderno.

El último día de clase, después que todos los estudiantes habían ofrecido tratamientos los unos a los otros, le hice un acercamiento.

"Todo el mundo ha recibido un tratamiento menos yo", le dije. "Me gustaría pedirte un tratamiento".

¡"Como no! Será un honor tratarte".

"Olvídate de pastillas y tinturas", le dije. "Quiero que *cantes* mi medicina".

El médico se tornó rojo, bajó la vista y balbuceó unas palabras. Cuando miró hacia arriba, vio mi cara de decidido así que asintió con la cabeza y yo me acosté sobre la camilla para que pudiera entrevistarme y tomarme los pulsos. Luego se reunió con los otros estudiantes en otro salón para determinar qué planta debía cantarme. Después de unos minutos, aparecieron todos. Milner comenzó a tocar en mi tambor un lento ritmo galopante. Entonces comenzó a cantar un cántico repetitivo, extrañamente hermoso. Aquella música era auténtica y certera. Sentí el cántico entrar en mi pecho y lágrimas llenaron mis ojos. Milner tocó un ritmo más rápido y me sentí mas liviano, más alegre. Sonreí. Dejó de cantar y cotejó mis pulsos. Entonces todos los estudiantes volvieron al salón para consultarse entre sí.

Cuando regresaron, Milner tocó el tambor y cantó como antes, pero esta vez el efecto fue más profundo; llegó a la esencia de mi ser. Cerré los ojos y me alejé de lo que sucedía en el salón. De repente me encontré en un bosque, sentado sobre un suelo alfombrado de jengibre silvestre. La canción del jengibre bailaba hacia mí desde las bocas de sus flores moradas para ofrecerme los tesoros de sus hojas acorazonadas, de aquel suelo tan rico y fértil, de las brisas que suspiraban entre los brazos de los árboles de arce. Recibí todas éstas y también otras bendiciones para las cuales no hay palabras.

Gil dejó de cantar y mi conciencia volvió al salón de clase. "Jengibre silvestre", dije. "*Asarum canadiense*". Asintió con la cabeza y cotejó mis pulsos aunque debería entender que me había ofrecido un tratamiento espléndido. Yo me levanté y le di un abrazo para expresarle mi agradecimiento. Su cara estaba roja, sus ojos llenos de lágrimas. Temblaba.

¿"Cómo estás"?, le pregunté.

"Dondequiera que viajo, los chamanes siempre me buscan", dijo. Me ofrecen sus plumas. Tengo una gaveta llena de ellas en casa. Nunca entendí por qué lo hacían. Me decía: 'Soy médico. No voy a utilizar su clase de medicina'. Pero ahora entiendo".

El chamanismo botánico, la botánica espiritual, es un rito mágico-religioso mediante el cual los dioses de las plantas confieren su gracia. ¿Cómo se invoca esa gracia, esta bendición? Algunas personas utilizan una canción. Otras utilizan pastillas y pócimas. Otras colocan sus manos sobre una persona, o le pasan una pluma o bailan. ¿Quién sabe cuántas maneras esperan ser descubiertas o redescubiertas? No importa el método utilizado. En todos los casos, les hacemos una invitación a los espíritus de las plantas. Si acceden, ayudarán al paciente a entrar en el sueño de la naturaleza. Esto no es una lucha contra ninguna enfermedad. Para nosotros, no existe tal cosa como una planta que sirva para la artritis o para la migraña o para la depresión o para el cáncer. Simplemente, el chamán o la chamana ofrece a sus pacientes la medicina que las plantas le hayan ofrecido. Como los indios matses en el Amazonas le explicaron a Peter Gorman: si usted desea utilizar una planta para sanar, tiene que haber soñado con ella o no servirá para usted.

No es común que dos personas reciban exactamente el mismo sueño o que dos personas utilicen una planta de la misma manera. Hasta los herbólogos convencionales reconocen —por lo menos en privado— que su arte es muy personal. El éxito de un curandero no lo logra otro simplemente por haber utilizado los mismos remedios. Las excepciones son los dos sistemas botánicos estandarizados: la botánica médica y la homeopatía.

La botánica médica está pasando por una nueva ola de popularidad en Japón y Alemania, donde los científicos realizan investigaciones y pruebas clínicas con compuestos botánicos. Aunque este método es preferible a la utilización de drogas sintéticas, el acercamiento analítico a doble ciegas excluye la posibilidad de sanar la mente o el espíritu. *Vea el capítulo cuatro.*

La homeopatía es un sistema de sanación que emplea rigurosos métodos empíricos para descubrir cuáles síntomas provocará una medicina. Para Samuel Hahnemann, fundador de la homeopatía, las plantas (y otras sustancias) pueden ocasionar en una persona una enfermedad artificial similar a la enfermedad natural que aqueja al paciente. La enfermedad artificial provocada por el remedio estimula el poder de recuperación del paciente para que pueda sobrellevar las dos enfermedades. La homeopatía es muy efectiva cuando se aplica con destreza, pero su forma de relacionarse con las plantas y con la sanación es completamente diferente a la de la botánica espiritual. Mientras los médicos homeópatas siguen a Samuel Hahnemann, cada practicante del chamanismo botánico entra por sí mismo en el sueño de la naturaleza.

Los remedios florales de Bach son descendientes de la homeopatía. El Dr. Bach, médico homeópata de Inglaterra, fue sensible al poder de las plantas para sanar ciertos estados emocionales negativos. Bach anheló —y logró— crear un sistema de medicina sencillo para que una persona sin adiestramiento especial pudiera practicarlo. Al optar por la sencillez en la aplicación de los remedios, sacrificó profundidad y poder. En el sistema de Bach, se ofrece la esencia de una planta con el fin de despedir una emoción negativa correspondiente. No se hace ningún esfuerzo por identificar o tratar la causa primordial de la emoción. Desde el punto de vista de la botánica espiritual, un problema emocional podría ser causado por varios factores tales como un desequilibrio dentro de uno de los elementos, la posesión o un desbalance marido/mujer. Uno tarda años en el proceso de adquirir las destrezas necesarias para poder identificar y desarraigar estos factores.

Creo que es injusto y hasta irracional esperar que una persona sin destrezas especiales pueda activar el poder de sanación más profundo de las plantas. Esto es especialmente cierto cuando alguien pretende sanarse a sí mismo. La autosanación ocurre a veces, pero es la excepción porque la enfermedad casi siempre ocurre en nuestro "punto ciego". La enfermedad es un llamado de auxilio y a menudo lo mejor que podemos hacer por nosotros mismos es recibir la ayuda de otras personas. La independencia exagerada es una de las actitudes que nos aísla y nos enferma. La sanación puede ser una celebración de nuestra conexión e interdependencia.

Michael Harner cuenta sobre un chamán indígena que conoció en los años 50. Harner quedó impresionado por el poder del joven y disfrutó mucho de su compañía. Los dos llegaron a ser grandes amigos. Antes de volver a los Estados Unidos, Michael invitó a su amigo a hacer viajes-en-sueño hasta Berkeley para que pudieran continuar su amistad. Michael quedó sorprendido cuando su amigo le indicó que no podría hacerlo. ¿"Por qué no"?, le preguntó Michael: ¡"Te he visto hacer cosas mucho más difíciles que eso"! El chamán le contestó: "No te puedo visitar en Berkeley porque no conozco los caminos". Esta fue su forma de decir que para la experiencia no hay sustituto.

Lo mismo se puede decir de alguien que quisiera aprender la medicina de las plantas: sólo vale la experiencia propia. Esta medicina nace de la intimidad que desarrollamos con plantas vivas. De la misma forma en que nadie espera poder tener niños con un personaje de una novela, nadie debe pensar que puede confeccionar medicina para el espíritu usando una planta que haya conocido en un libro. Inclusive en este libro. Adelante, describiré algunas de mis experiencias más íntimas con las plantas. Las suyas serán diferentes.

Murajes *(Anagallis arvensis)* es una de las plantas que más me ayuda con los desbalances del elemento Fuego. Esta planta crece cerca de los caminos en América, Europa y otros lugares del mundo. Murajes es una hierba rastrera con flores chiquitas de color salmón. Brillantes estambres amarillos rodean su centro color vino. Estas flores abren en tiempo soleado y se cierran cuando oscurece o se nubla el cielo. El sabor de esta planta es amargo y ofensivo. Todas las partes de la planta se describen como "levemente venenosas". Esta planta no es fácil de conocer íntimamente pero bien vale el esfuerzo. En la botánica inglesa, murajes tiene fama de "acabar con la melancolía". En Somerset, se conoce como "trae risas".

Durante mi viaje-en-sueño al espíritu de esta planta, atravesé largos túneles oscuros y fríos hasta arribar a un planeta distante, desértico. Al llegar al punto más remoto, vi a un hombre gruñón y sin afeitarse vestido de una camiseta bien ajustada y pantalones negros.

¿"Es usted murajes"?, le pregunté.

¿"Qué te importa"?

"Pues, yo . . ."

"Oye, amigo. ¿Por qué no te vas para el próximo sistema solar? Hay unas flores bien bonitas por allá. ¡Vete de aquí!"

Este tenía que ser el espíritu de Murajes. Él demostraba en el sueño la misma amargura y el mismo sentido de sobre-protección que yo había observado en la otra realidad. Recordé que el calor del sol le ayudaría a abrirse y compartir su belleza.

¡"Me encantan sus flores"!, le dije. "¡Al mirarlas nada más, se me alegra el corazón! La combinación de colores es fabulosa". Detrás de esa fachada áspera, ¡usted es un ser hermoso"! Murajes sonrió y se sonrojó. Seguí. ¿"Qué hace usted aquí solo en este planeta tan frío"?

Una lágrima bajó por la mejilla del testarudo. ¡"La gente es tan fría, tan cruel"!, dijo. "Si bajas la guardia te hacen daño. Yo todo lo tomo muy a pecho. Soy demasiado vulnerable, creo".

No tuvo que decir más para comunicarme que él tenía medicina para el protector del corazón. Cuando el espíritu de murajes vio que yo lo había comprendido a pesar de su actuación de gruñón, miró hacia el cielo y se rió libremente. Le pregunté: ¿"Le gustaría trabajar conmigo? ¿Compartirá su medicina con otras personas"? Me contestó tomándome las manos. Unidos, bailamos en círculos, abandonándonos al gozo.

El verbasco o gordolobo *(Verbascum thapsus)* es otra planta común tanto en el nuevo mundo como en Europa. Sus hojas son suaves y aterciopeladas cual franela vegetal. En su segundo año, las plantas echan una larga espiga central de brillantes flores amarillas levemente olorosas a dulce. Un preparativo de flores en aceite de oliva tibio se echa en los oídos de los niños cuando tienen infección o dolor de oído.

A veces, al soñar con una planta, no veo ni escucho nada. Sólo experimento una sensación interior. Si la sensación es desagradable, supongo que la planta puede sanarla. Si es agradable, presumo que el espíritu de la planta me está demostrando los beneficios que ofrece. Mi sueño con el gordolobo fue así. Nada "pasó", pero me sentí cuidado y seguro, como si mi mamá me hubiera dado un vaso de leche caliente con miel y cantado una nana luego de haberme acostado entre sábanas afraneladas de verbasco. Desde aquel sueño, he utilizado el gordolobo para reconfortar y brindar un sentido de seguridad a muchas personas que padecen de desbalances de Tierra.

El llantén *(Plantago spp.)* es oriundo de Europa y acompañó a los pioneros europeos en su proceso de colonizar al nuevo mundo. Algunos pueblos indígenas de Norteamérica lo llamaron "huella del blanco" porque se encontraba dondequiera que caminaran los europeos. Sus hojas nuevas son blanditas y se pueden comer en ensaladas, pero esta planta es extremadamente fuerte. El llantén compite bien con los pastos más agresivos. Si usted vive en un clima templado o subtropical, probablemente tiene una planta de llantén en su patio o en el parque más cercano.

Las semillas de *Plantago psillium* son el ingrediente principal de muchos laxantes de fibra comerciales. El llantén tiene muchos otros usos entre los curanderos botánicos. Desde mis días de agricultor en Vermont el llantén es una de mis plantas predilectas porque su jugo aplicado a lesiones supurantes elimina infección e inflamación dentro de 24 horas.

Ya mencioné que el llantén fue la primera planta con la cual soñé. Su espíritu apareció como un hada alada con una vara mágica en una mano y una pócima somnífera en la otra. Ella me dijo que podría usar su medicina para los equivalentes mentales y espirituales del pus y del estreñimiento. Entonces me dijo que ella purificaba el alma, sutil pero poderosamente. Me dejó saber que podría traer pureza y brillo a donde viejas impurezas habían contaminado la mente. Así comprobé que su afinidad principal es con el elemento Metal; especialmente con el intestino grueso, el colon. Cuando tales problemas causan insomnio, su medicina está doblemente indicada.

Las orquídeas eleborinas de Europa, el este de Norteamérica y los riachuelos del oeste pertenecen al género *Epipactis*, y todas ofrecen medicinas similares. Al visitar la planta viva, disfruté de la belleza compleja de sus flores pero me impactó aun más la sensación que me transmitió la planta cuando toqué una hoja. Fue como si la planta me tomara la mano reconfortantemente. Esto es lo que escribí en mi libreta después de mi encuentro con *Epipactis gigantea:*

Este espíritu evoca confianza, como un viejo amigo amado. No hay necesidad de hablar, pues nos entendemos muy bien. Telepáticamente la orquídea me comunicó que es un elixir para la soledad, el miedo y la agitación asociada al elemento Agua. Me arropa una presencia profundamente tranquilizante, la misma que siento al presenciar sosegadamente un hermoso lago en compañía de mi amada. Este espíritu es completamente leal, una gran ayuda cuando uno siente ansiedad por una separación.

La acción sanadora de esta planta surge de su deseo de compartir la paz de su hogar. La planta está hecha de la vibración que la rodea. Observa bien el hogar que selecciona; el lugar está húmedo, a la sombra, sin disturbios. Esta orquídea sólo crece en lugares mágicos. Se alimenta de paz y va almacenando esa paz en su cuerpo.

Alrededor del mundo los sauces anuncian la llegada de la primavera, el renacimiento de la naturaleza. Los sauces *(Salix spp.)* son medicina para el elemento Madera. Estos árboles ofrecen un ejemplo maravilloso de las cualidades equilibradas de Madera. Las personas que han trabajado con el sauce saben que bajo condiciones que quebrarían otras maderas, el sauce cede. Se deja doblar. A la vez, la pura fuerza de crecimiento del sauce es incomparable. De una rama seca insertada en la tierra brotarán raíces y hojas.

A las personas cuya Madera se ha vuelto rígida, a las que se encuentran frustradas, tensas o torpes, el sauce les trae gracia y flexibilidad. A las personas que andan sin rumbo, atrofiadas o desesperanzadas, a las personas cuya Madera se ha debilitado, el espíritu del sauce les trae un impulso de poder, una visión del futuro y nuevo crecimiento.

En la China, la palabra que significa "acupuntura" se escribe con dos caracteres: el primero representa una aguja atravesando la piel; el segundo simboliza la artemisa *(Artemisia vulgaris).* Para el acupuntor, la artemisa es indispensable porque la energía de esta planta es virtualmente idéntica a la energía del cuerpo humano. Se queman pequeños conos de artemisa disecada sobre los puntos de acupuntura para estimular la vitalidad del paciente.

La artemisa disfruta de buena fama a través de su vasto territorio. Entre algunos pueblos indígenas de California, ésta es una planta sagrada para la adivinación y sanación espiritual. También es medicina importante para los pueblos indígenas de Centroamérica. En algunas tradiciones europeas, se colocan ramas de artemisa debajo de la almohada para provocar sueños lúcidos y fáciles de recordar. Desde los albores de las culturas anglosajonas, esta planta se asocia con la magia.

Dentro del chamanismo botánico, la artemisa ocupa una posición prominente. Específicamente, se utiliza para transferir energía dentro del sistema de los canales energéticos conocidos en la medicina china como los meridianos. Estas transferencias se hacen en circunstancias diversas. A veces la energía queda obstruida en lo que procura fluir de un meridiano a otro. Otras veces hay una sobrecarga de energía en un lado del cuerpo, causando un funcionamiento desequilibrado. Se detectan estos problemas mediante una lectura diestra de los pulsos chinos, y el espíritu de la artemisa los remedia.

La artemisa es reconocida como "experta en movimiento energético". Como la materia física es una expresión densa de la energía, esta planta se puede utilizar hasta para corregir problemas estructurales de la espina dorsal, por ejemplo. Estos trabajos realizados con artemisa representan una alternativa a los ajustes quiroprácticos u osteopáticos. Experimentos preliminares con el trabajo de Heller (una rama del proceso de "Rolfing*") demuestran que la artemisa también tiene mucho potencial para efectuar trabajos corporales en los tejidos blandos.

Dentro de la botánica espiritual, colaboramos con plantas que ofrecen de su especialidad sin necesariamente corresponder a un elemento en particular. Conocemos estas plantas como remedios especiales. Aquí mencionaré un par de mis preferidas: la anémona del bosque (*Anemone spp.)* Y el hipérico *(Hipericum perforatum)*, también conocida como la hierba de San Juan.

A continuación, los apuntes sobre mi visita con la anémona del bosque:

Una ninfa esbelta volaba en silencio. La seguí. Nos quedamos ante un precipicio pedregoso esperando el mejor momento. Luego, la ninfa me llevó a través de una grieta en la piedra. Entramos en una cueva y caminamos hasta el centro de una gran cámara. Allí había un ídolo de

*"Rolfing": *Esta técnica de masaje profundo fue desarrollada por la Dra. Ida Rolf con el fin de corregir la postura y así ofrecerle al cuerpo las condiciones óptimas para su sanación.*

piedra. El ídolo cobró vida y se puso en cuatro patas para cargarme. Lo monté y vi que era una tortuga. Serenamente me llevó hasta el río. Luego de zambullirnos, nos quedamos en las profundidades.

Fue un viaje enigmático pero entendí que los problemas y preocupaciones de la vida se destacan como los grandes cedros y pinos del bosque que habita la pequeña anémona. Para entrar en el mundo espiritual de las plantas, hay que ser liviano, ligero . . . y hay que tener un gran sentido del tiempo propicio. Sólo así podremos caminar inadvertidos por las grietas de las piedras (el estado normal de conciencia). Administro el espíritu de la anémona antes de utilizar otro remedio, especialmente cuando el paciente está muy cargado o preocupado con problemas mundanos. La anémona llevará el segundo remedio al centro o al corazón del paciente (la cueva) y lo presentará al ídolo de piedra (su propia divinidad). Entonces, jugarán juntos en el fondo del río de la conciencia.

El hipérico o hierba de San Juan *(Hipericum perforatum)* es una planta perenne que se ha ganado el amor de los curanderos y herboristas de todos los tiempos. Diversos sistemas de sanación se han beneficiado de esta planta. Para los cristianos, durante las Cruzadas, obró como vulnerario, sanando llagas y otras heridas. Su nueva fama en la botánica europea como hierba antidepresiva sustituyó su fama anterior de exorcista. En la homeopatía es de suma importancia para tratar padecimientos nerviosos de todas clases. Sólo en el oeste de los Estados Unidos, donde se conoce como "maleza de Klamath", el hipérico es objeto de campañas de erradicación química porque invade pastizales y otras tierras dedicadas a la ganadería.

Mi sueño con la hierba de San Juan fue corto y sencillo. Una voz salió de la nada diciendo: "Yo uniré lo desgarrado". Desde aquel momento lo utilizo como si fuera cemento para las almas quebrantadas. Trabaja magistralmente en casos de extravíos del alma, desbalances marido/mujer, posesión y otras condiciones de desgarre.

Una vez, una mujer de unos veinte años me consultó sobre un agotamiento que la había invadido meses atrás. Anterior a esa "invasión", siempre había sido activa y llena de energía. Al hacerle unas cuantas preguntas, descubrí que durante los nueve meses que precedieron su enfermedad, se había sometido a dos abortos. Me contó que su novio la había apoyado durante todo el proceso y que los dos estaban de acuerdo sobre la necesidad de abortar. Dijo que amaba a su novio y que esperaban tener hijos en el futuro. No titubeó al decirme que los abortos no representaban ningún problema. Estas palabras representaban sus pensamientos pero —mediante el agotamiento— su espíritu expresaba el trauma de haber perdido dos hijos en tan corto tiempo.

Me estuvo claro que esta joven no se sanaría mientras su mente y su espíritu estuviesen separados, así que llamé a la hierba de San Juan para cerrar la brecha. En el momento de recibir el espíritu de hipérico la joven se sentó sobre la camilla. Sus ojos brillaron mientras dijo: "¡Cielos! ¡Me siento fabulosa"! El espíritu del hipérico le había unido su mente y su espíritu; de una vez, también le curó del agotamiento.

Cuando comencé a practicar la botánica espiritual, administraba remedios homeopáticos hechos de cada planta que usaba como medicina. Estos preparativos sirvieron como mensajeros para literalmente entregar los espíritus de sanación a mis pacientes. Luego comencé a utilizar los servicios de *Erodium cicutarium*, también conocida como filarí o pico de cigüeña.

La filarí es una planta bonita de clima templado que habita tierras labradas. Sus hojas son delicadas como el encaje y sus flores son como estrellas color vino. El espíritu de esta planta se presentó ante mí para ofrecerse de mensajero espiritual. En aquel momento no me pude imaginar por qué iba a necesitar un mensajero. Pero años después, cuando la Administración de Alimentos y Drogas (la FDA de los Estados Unidos) clausuró mi fuente de remedios homeopáticos, volví al espíritu de filarí y le pedí que llamara a los espíritus de las otras plantas que podrían ayudarme a sanar a mis pacientes. El espíritu de filarí dijo que le encantaría trabajar así. Fue difícil creer que esto podría funcionar, pero si no, yo tendría que abandonar la botánica espiritual. Así que comencé a colaborar con la filarí, y descubrí que entrega una medicina más pura y más específica que la del laboratorio.

Desde aquel tiempo he experimentado con varios tipos de preparativos a base de filarí: homeopáticos, radiónicos y esencias de sus flores entre otros. En algunas ocasiones simplemente pido a mi mensajero que traiga los espíritus de las plantas al cuerpo de mi paciente a través de mis manos. Todos estos métodos funcionan muy bien. Actualmente, doy gotitas de una esencia de flores de filarí y pido a mi mensajero que traiga el espíritu de una planta específica. Estoy seguro de que el agua también serviría perfectamente bien porque después de todo, la esencia no está en la materia. Está en el espíritu.

Tercera parte

Los sueños sanadores de los chamanes

Don Enrique Salmón

Durante el proceso de escribir este libro, confirmé algo que había sospechado desde que comencé a trabajar con las plantas: No soy el inventor del chamanismo botánico. En muchas partes del mundo los chamanes sanan mediante los espíritus de las plantas. Esta es una de las grandes tradiciones médicas de nuestro planeta.

¿Por qué no hemos escuchado hablar de la botánica espiritual? Los investigadores etnobotánicos llevan generaciones documentando las prácticas de los curanderos del mundo entero. Sin embargo, hasta ahora, la literatura sobre el chamanismo botánico se limita a documentar prácticas que dependen de plantas alucinógenas. ¡Como si el espíritu dependiera de unas cuantas moléculas sicoactivas! Algún día, ¿reconocerán los científicos sociales que cada planta es a la vez un milagro y un misterio?

En lo que procuramos evitar el cataclismo ecológico, ¿nuestra sociedad se tomará el tiempo para aprender de nuestros hermanos y hermanas plantas cómo vivir mejor sobre nuestro planeta? Si aprendemos pronto, quizás descubramos que aún quedan chamanes capaces de iniciarnos en las profundidades de la sabiduría vegetal.

En los capítulos siguientes, conoceremos a cinco de estos chamanes. Cada uno ha desarrollado una forma muy particular de trabajar con el poder espiritual de las plantas. Interesantemente, cada historia toca los mismos temas:

los sueños,
los peregrinajes y las búsquedas de visión como las verdaderas fuentes del conocimiento,
el deseo de los espíritus de las plantas de enseñar y sanar a la raza humana,

el viaje al inframundo chamánico,
la importancia del tratamiento individualizado y nunca rutinario de los pacientes,
el poder y la vitalidad de los elementos, y
la importancia de la gratitud y de la humildad.

Don Enrique Salmón, un joven mexicano del pueblo raramuri o tarahumara, es nuestro primer chamán botánico. Don Enrique se crió en el sur de California. Sus padres y abuelos lo adiestraron en las tradiciones de su pueblo. Se comunica bien en los idiomas raramuri, inglés y español así que está muy bien preparado para presentar la sabiduría antigua de su pueblo a nuestra sociedad moderna. La siguiente entrevista transcurrió cerca de su casa en el suroeste de los Estados Unidos de Norteamérica.

Eliot: Cuénteme. ¿Cómo aprendió sobre los espíritus de las plantas?

Enrique: Yo me crié con mis abuelos. Ellos y mi mamá siempre me enseñaban cosas sobre las plantas. Cuando yo era chico, me curaban siempre con plantas. Nunca íbamos al médico. Cuando tenía doce años, mis abuelos me dijeron que iban a enseñarme sobre las plantas. No les puse mucha atención, pues niño al fin, yo estaba ocupado con otras cosas. Pero comenzaron a enseñarme.

Eliot: ¿Así que su capacitación como chamán comenzó con las plantas?

Enrique: Sí. Primero me enseñaron cómo las plantas de nosotros se usan para tratar diferentes enfermedades. Esperaron hasta que estuviera mayorcito para enseñarme a ponerme en contacto con los espíritus de las plantas. Entonces me enseñaron ciertas canciones y ciertas maneras de cosechar las plantas y de orar con la tierra y con las plantas para despertar su poder medicinal.

Eliot: ¿Ésa es la función de las canciones?

Enrique: Las canciones son para las plantas y también para la tierra. Ayudan a despertar la medicina de la planta para que ayude más al paciente. Canto para pedirle a la planta que me ayude. Le pido que haga lo que hace naturalmente, que actúe según su propósito de estar aquí en la tierra.

Al crecer, seguí aprendiendo cosas nuevas. Eventualmente, mi abuelo comenzó a enseñarme más sobre la sanación espiritual: cómo comunicarme con los espíritus que nos rodean todo el tiempo; también con los espíritus que se alojan dentro de las personas poseídas y con los espíritus que haya mandado un hechicero. Yo aprendí sobre todo eso. Aprendí a proteger a las personas y a sanarlas mediante los espíritus. Porque los espíritus están allí, esperando para podernos ayudar. Hay que usar las palabras o las canciones indicadas para inspirarlos a ayudarnos. Iba aprendiendo sobre esas cosas hasta que cumplí los 18 años. Entonces me mudé de la casa de mis padres. Ya sabía unas cuantas cosas pero me faltaba mucho.

Aprendí un poco más en Nuevo México, en territorio navajo. Los navajos me enseñaron sobre la adivinación: técnicas para conocer la raíz de los problemas de la gente. Luego un señor del pueblo oglala sioux me enseñó a comunicarme mejor con los espíritus de los cuatro puntos cardinales. Hice muchos viajes a Chihuahua y aprendí más observando y preguntando a los curanderos de allí. Así que ése ha sido mi proceso de aprendizaje hasta ahora. Todavía voy preguntando y aprendiendo.

El chamanismo es una práctica, como todas. Si uno no la trabaja por un tiempo, comienza a perder su poder. No he podido practicar mucho por acá. En Colorado mucha gente me pedía ayuda. Allí trabajé mucho y llegué a ser bien conocido como chamán. Aquí no he tenido la oportunidad de trabajar mucho. Siento que me voy debilitando como sanador.

Eliot: Estoy seguro de que cuando haya necesidad, su poder volverá.

Enrique: ¡Seguro! Bueno, es que también he estado en otra onda, con los estudios y eso. Es como levantar pesas. Tienes que seguir levantando pesas o perderás tu fuerza poco a poco. Así es que yo lo veo.

Eliot: ¿Hay algo que quisiera decir sobre algunas plantas específicas? ¿Cómo las ha utilizado para ayudar a la gente? ¿Qué cosas le han enseñado?

Enrique: Mi aliado espiritual se llama *chuchupate*. Los mexicanos le dicen osha. Es una planta bien fuerte y a la vez es muy compasiva. Algunas plantas tienen mucho poder como medicina pero pueden ser peligrosas. La osha no es así. Es poderosa pero no te perjudica de ninguna forma. Yo la utilizo para infecciones, cortaduras, artritis, dolor de cabeza, dolor de garganta, catarros, dolor de estómago . . . ¡Cura casi todo! La preparo en un té cargado o simplemente mastico la raíz. ¡Sabe malísimo! Siempre tengo un pedazo conmigo. Repele serpientes de cascabel y también a los hechiceros. Hay que estar pendiente a esos hechiceros. ¡Aparecen cuando uno menos los espera! Osha me habla a veces.

Eliot: ¿De verdad?

Enrique: Sí. La raíz. Toda la planta habla pero casi siempre recibo mis mensajes de la raíz. Para poder conversar con la raíz, tiene uno que sacarla de la tierra. ¡Y se mantiene viva! Aunque se seque, está viva. Después de un año, puede poner un pedazo de la raíz en un vaso de agua y esa raíz revive. La vuelve a sembrar y crecerá. Es una planta brava, decidida, ¡firme de propósito!

Eliot: ¿Qué clase de mensajes ha tenido la osha para usted?

Enrique: Me ayuda a determinar cuál es la causa del problema. Si no sé cómo proceder con un paciente, voy y le pregunto a Osha. Ella me dice. Osha también me avisa cuándo me estoy metiendo en aguas profundas. Usted sabe, cuando un problema se ha puesto peligroso.

Eliot: ¿Un problema suyo o un problema de otra persona?

Enrique: Los problemas de la gente llegan a ser mis problemas. Especialmente cuando trabajo con hechizos o gente poseída. Osha me dice: "Aquí hay que ir suave". O me describe una ceremonia que debo hacer. Una vez vino una mujer con mucho dolor de espalda. Había ido a los médicos y no pudieron hacer nada por ella, así que vino a verme. Osha me dijo que le hiciera algo que yo nunca antes había hecho y que hasta el sol de hoy, no he vuelto a hacer. Me dijo que dibujara un diseño muy particular sobre el suelo y que sentara a la mujer dentro de ese diseño. No recuerdo el dibujo muy bien pero tenía un círculo grande con media lunas alrededor. A veces Osha me dice: "No puedes ayudar a esta persona. Todavía no tienes suficiente fuerza". Osha es mi asesora, mi ayudante espiritual.

Eliot: ¿Cómo se va preparando mentalmente para poder recibir los mensajes de las plantas?

Enrique: Busco un lugar tranquilo para relajarme por un par de horas. Lo puedo hacer en casa pero es mejor afuera. No pienso en otras cosas. Me tomo un poco del té de la planta y luego busco la planta misma. Lo raro es que yo trabajo con plantas que ya han sido cosechadas. Su espíritu se mantiene vivo. Me tomo algo del té y espero a ver qué sucede. A veces me tomo el té justo antes de acostarme y espero recibir un sueño. Si me tomo el té durante el día, me siento allí y entono un cántico sanador. Cierro los ojos y el espíritu viene a mí. Casi siempre toma la forma de un animal. El animal viene y escucho su voz en mi idioma, en raramuri. Dice: "Hola. ¿Cómo estás? Yo soy tal o cual planta. ¿Tienes preguntas? Entonces le hago la pregunta y la planta me contesta. Aunque a veces una planta me dice: "No puedo revelarte eso ahora". O me dice: "No estás listo para saber eso. Quizás cuando tengas unos 50 años". Por lo general me dan mensajes sobre la mejor forma de utilizar la planta. A veces hablan poco, pero siempre es una experiencia positiva.

Eliot: Ese método, ¿lo desarrolló usted, o se lo enseñó su abuelo?

Enrique: Mi abuela me enseñó su manera de hacerlo. Pero es diferente porque ella hablaba con plantas vivas. Las tocaba y se sentaba allí entre ellas. Yo desarrollé otro método porque estuve en el servicio militar y luego en la universidad. No tenía mucho tiempo para ir al campo a compartir así con las plantas. Descubrí que el espíritu de la planta se queda con la planta por un tiempo después de cosechada y disecada. En su mayoría, los espíritus se van dentro de unos ocho meses. De lo que aprendí de mi abuelo, incorporo los cánticos. Integro cosas de mis dos abuelos, y eso funciona. Es poderoso.

Eliot: Cuando trabaja con el poder sanador del espíritu de una planta, ¿le da al paciente un té o un pedacito de la planta para que se lo coma?

Enrique: A veces los espíritus me dicen que debo combinar ciertas plantas para un ritual de humo.

Eliot: ¿Para que las fumes?

Enrique: Sí, para que yo las fume y sople el humo sobre el paciente. Así el espíritu de la planta se deja ver, y la observo entrar en el paciente para fortalecerlo.

Eliot: ¿Ha trabajado con los espíritus de las plantas para sanar a larga distancia?

Enrique: Una vez usé el maíz para trabajar a larga distancia. Un amigo mío —no recuerdo ahora de cuál tribu— tenía pendiente un caso legal y me pidió que hiciera algo para que la situación resultara positiva para todo el mundo. Él me dijo cuándo se iban a reunir en el tribunal y a esa misma hora hice una ceremonia con un poco de harina de maíz y un par de canciones. El maíz es una planta bien positiva que sana de mil maneras, así que utilicé el maíz para favorecer esa situación. Funcionó. Todo el mundo salió ganando. Me dijo que cuando salieron de la corte, habían conservado la amistad. ¡Y hasta el sol de hoy!

Eliot: Cuénteme acerca de sus canciones. Las plantas, ¿le han enseñado algunas canciones?

Enrique: Sí, las plantas me enseñan canciones. Ya se me han olvidado algunas; casi siempre son para cantar una vez, en una sola situación. Pero aprendí una canción general y la uso cada vez que trabajo con las plantas.

Eliot: ¿Quién se la enseñó?

Enrique: Mi abuelo me la enseñó. Es bien sencilla. Las canciones tarahumaras son repetitivas. En las ceremonias, a veces la gente se impacienta porque sigo repitiendo lo mismo, lo mismo. Si se la canto ahora mismo no hará nada, porque tiene que darse en un ambiente diferente. *Jey, Jey, Jey, Jey.* Eso es todo. Lo que aprendí de mi abuelo es el *espíritu* de la canción. Es una canción cúralo-todo. Hay otras canciones más específicas para otras ocasiones. Como por ejemplo, cuando estoy sanando el espíritu de un lugar o de una familia. Esa canción es: *Jey Ya Jo Ya Jey Ya Jo.* Sigo repitiéndola así.

¡Mire los muchos insectos que tengo en las piernas! Será la crema que me unté.

Eliot: Yo los tengo también.

Enrique: Siempre están detrás de mí. Seré buena medicina o algo así. A ver si recuerdo alguna canción que me hayan enseñado las plantas. Escuche ésta. No es muy típica de los tarahumaras: *Jey Jey Jey Jey.* Esta canción vino con la salvia. La salvia me dijo que cantara así como parte de una limpia, una limpieza espiritual, cuando un amigo estaba pasando por una situación difícil. Había tres hechiceros detrás de él. Usé esa canción a menudo cuando trabajaba con él pero no la he usado desde que se fue de aquí. Sería una canción para él, específicamente.

Hay que tener cuidado con las plantas. Algunos de esos libros sobre plantas que uno compra al principio dicen: "Aquí hay información valiosa pero siempre debe consultar a un médico o a un herbólogo, alguien que sepa lo que hace".

Hay una tienda de productos naturales enorme en Colorado con una sección bien grande de hierbas en envases de cristal y en sobrecitos. Un día, una cliente de la tienda se detuvo para hablar con la herbóloga del lugar. Se quejaba de sus síntomas: siempre se sentía cansada y débil; no dormía, cosas así. La herbóloga le recomendó siete plantas diferentes: plantas que yo jamás las usaría juntas. Si la cliente compraba todo lo que le decía la herbóloga, gastaba como $100. Así que cuando la herbóloga se fue, yo me acerqué a la señora y le dije: "Guarde su plata". Ella me miró como diciendo: "¿Quién es usted"? Será que no tengo aspecto de curandero. Pero, ¿cómo se reconoce a un curandero? Creo que los norteamericanos tienen una idea sobre los chamanes, sobre cómo deben lucir y eso. No sé; yo diría que usted tiene pinta de abogado o contador público.

Eliot: Una vez alguien me dijo que me parezco más bien a un técnico de computadoras.

Enrique: ¡Será por los espejuelos!

Entonces, la mujer me miró y yo le dije: "No gaste su dinero en todas esas hierbas. Sólo tiene que comenzar a alimentarse bien y hacer ejercicio. Eso la ayudará a dormir mejor, y cuando duerma mejor no estará tan cansada. Si quiere, beba mucha agua de cota y hierba buena. Eso es todo lo que necesita". No sé lo que decidió hacer.

Para mí, esa herbóloga es de las personas que presumen mucho de lo que creen saber. Quizás asistió a un par de clases o leyó unos cuantos libros. Pero se requiere más que eso. Yo estoy en esto desde los doce años y no presumo de nada. Uno siempre está aprendiendo hasta que se muera. Quizás lo de tomar todas esas plantas juntas no le hizo daño a aquella señora, ¡pero su pobre cartera! ¿Y quién sabe! Porque algunas personas sí le hacen daño a la gente.

Eliot: ¿Quisiera hablar sobre algún otro tema?

Enrique: Durante un largo tiempo, sólo trabajaba con gente indígena y con hispanos. Creía que ellos me entendían y que eso me ayudaría. Creía que si alguien de la calle —alguien que siempre había buscado ayuda de los médicos— venía para que yo le sanara usando mi medicina espiritual, no funcionaría. Eso es lo que yo creía. Entonces tuve una visión.

Fue durante un peregrinaje. Había ido a pasar un tiempo solo al pie de una montaña. Buscaba nueva medicina, nuevas ideas. Estaba cantando y fumando. Nada alucinógeno; simplemente fumaba ciertas plantas y esperaba a ver qué pasaba. Un oso se quedó cerca de mí todo el tiempo. Como yo estaba solo, él me protegía del peligro. Recibí muchos mensajes del espíritu del venado. Finalmente, durante un sueño con el espíritu del venado, recibí el mensaje de que no me iba a dar nueva medicina durante esa búsqueda. Me dijo: "Lo que te voy a dar es un sendero a seguir. No es un sendero nuevo, sino algo que puedes agregar al que ya caminas". Me dijo que ya era tiempo de compartir con los anglos (los de piel blanca) mis conocimientos sobre el mundo de los espíritus. El pueblo indígena tiene sus formas de conocer y de saber. Las raíces de los pueblos indígenas están bien arraigadas, así que aunque venga un temporal grande, vamos a perdurar. Pero muchos anglos carecen de raíces. Si viene ese temporal, desaparecerán de este mundo. El espíritu del venado me dijo que ayudara a esa gente con todas las herramientas que tuviera a mi disposición. Pidió que les explicara cómo nosotros nos acercamos al mundo de los espíritus, cómo desarrollamos raíces que van bajando por la tierra. La única manera que se me ocurre para realizarlo es haciendo exactamente lo que estamos haciendo ahora. Explicarle a la gente cómo aprender. Cómo recibir los mensajes de las plantas, de los espíritus. Quizás alguien lee el libro que usted está escribiendo y aprende unas destrezas, quizás se le ocurran nuevas ideas. Porque las tradiciones están desapareciendo.

Mi forma de hacer las cosas no funcionará para todo el mundo. El sendero de los tarahumaras no es el de los apaches ni el de los europeos porque cada tradición viene acompañada de una mentalidad, de una forma de ver el mundo. Creo que para los anglos lo mejor no sería simplemente adoptar nuestras tradiciones sino que entiendan cómo son nuestras tradiciones, cómo funcionan. Entonces, podrán decir: "OK, vemos cómo funciona esto para algunos pueblos. ¿Cómo podemos hacer que funcione para nosotros"?

Eliot: Creo que básicamente, eso es lo que estoy haciendo.

Enrique: Sí, sí. Por eso me gusta lo que usted hace.

Eliot: Típicamente, el anglo que quiere aprender algo sobre plantas irá a una universidad. Allí leerá muchos libros y asistirá a muchos seminarios conducidos por otras personas que también leyeron muchos libros.

Enrique: Ese es otro sendero del conocimiento.

Eliot: ¡Exactamente! Me gustaría que hablara un poco sobre las formas de aprender y de conocer de los tarahumara.

Enrique: Bien. Para un tarahumara, conocer una planta no tiene nada que ver con poder utilizar su nombre científico. Los norteamericanos quieren colocar todo en su cajita aparte. Para los tarahumaras, los raramuris, todo está conectado. Uno no puede aislar algo y ponerlo en su cajita. Eso sería matarlo, separarlo de todo lo que lo rodea. Todas las plantas tienen sistemas de raíces que van bajando, bajando por todo el universo. Eso de cortar parte de la raíz de una planta y ponerla en una caja para clasificarla es matarla. Deja de ser lo que es porque para vivir, para ser lo que es, tiene que estar conectada con todo.

Eliot: ¿Cómo aprenden los tarahumaras sobre las plantas?

Enrique: Nosotros los tarahumaras aprendemos lo básico mientras crecemos. No tiene nada que ver con los libros. Aprendemos a usar ciertas plantas como medicina, como alimento, como bebida. Aprendemos al observar el ejemplo de los mayores.

Si un tarahumara quiere aprender más que la persona común y corriente, tiene que contactar a los espíritus y esperar un sueño. Ese sueño es un portal que conecta con el mundo real. Porque éste no es el mundo real. Éste es el mundo de la carne, el mundo de la sangre. No es el mundo real.

El mundo real es donde el espíritu de osha viene y me habla. El mundo real no está en la tecnología. No está en los libros. Está en nuestras visiones y en nuestros sueños. Cuando soñamos y cuando tenemos una visión, se nos abre una puerta. Si aprendemos algo en ese mundo, entonces sabemos algo de verdad. Ese es el verdadero conocimiento. Esa es la verdadera sabiduría. Así es que funciona. Si quiero saber un poco más que el tarahumara común y corriente, tengo que adquirir ese conocimiento mediante visiones y sueños. No todos los tarahumaras lo hacen. Nacemos con senderos distintos. Algunos nacen para ser buenos agricultores. Otros estamos aquí para sanar. Hay gente cuyo trabajo es el de confeccionar buenos canastos.

Algunos tarahumaras se han convertido al cristianismo o al catolicismo. A veces, la conversión no es tan negativa. El catolicismo conserva los rituales, y los rituales nos transportan al otro mundo. Eso es bueno. Pero los testigos de Jehová y otros protestantes alejan a los tarahumaras del verdadero sendero del conocimiento porque para esos cristianos, todo el conocimiento está en un solo libro, *La Biblia*. Pero el verdadero conocimiento no está en la palabra escrita. No está en ningún libro. ¡Deja eso para los científicos!

Los tarahumaras todavía respetan nuestra forma antigua de aprender, de conocer. Algunos raramuris viajan durante días para visitar a una persona respetada simplemente porque quieren que esa persona les enseñe algo.

Eliot: Esas personas, las que saben, ¿figuran entre los tarahumaras más respetados?

Enrique: ¡Sí! Son los abuelos que han estado aquí por mucho tiempo. Esas personas mayores han tomado el tiempo para aprender cosas importantes y pasar esa información a los jóvenes. Así sostienen las tradiciones. Pienso en mi mamá, por ejemplo. Ella no terminó sus estudios pero es una de las personas más sabias que conozco. Si alguien de la universidad fuera a clasificarla según las normas del mundo anglosajón, quedaría entre las personas menos importantes. Sin embargo, si la llevara a territorio hopi, donde la gente todavía respeta las formas antiguas de hacer las cosas, allí la considerarían muy inteligente, muy sabia, porque conoce bien las tradiciones. Dirían: "Tremenda mujer. Sabe cocinar como cocinaban las abuelas; sabe sembrar y cosechar los alimentos de la tierra. No le hace falta ir al supermercado. Conoce los bejucos. Teje sus propios canastos. Sabe de medicina". ¡Qué más podría uno pedir? ¡Es tremenda! Ella encierra toda una vida de aprendizaje y conocimientos útiles.

Pocos anglos comprenden ese otro sentido de lo que es el conocimiento. Para los norteamericanos, el conocimiento es recitar a Shakespeare de memoria, es poder dividir un átomo o algo así. Pero esa clase de conocimiento, ¿cómo te ayuda a vivir? Quizás te ayuda a escribir informes y libros para impresionar a otras personas que tampoco saben de qué hablan. Yo voy a obtener mi doctorado pero el título no me ayuda con mi trabajo de sanación. Ese título no me ayuda a entender mejor a las hierbas. No me ayuda a cosechar el maíz y preparar mis propias tortillas. Sólo sirve para que cuando escriba un artículo o un libro, la gente quiera leerlo porque tengo credenciales. ¡Qué triste!

Eliot: Quisiera preguntarle sobre otra cosa. ¿Tiene algo que decir sobre el uso de plantas locales comparado con el uso de plantas importadas de otro lugar?

Enrique: Cuando estoy trabajando para sanar a una persona, prefiero usar las plantas del área en donde vive esa persona. Una persona siempre está en contacto con las plantas que la rodean. Esas plantas afectan a la persona aunque ella no se dé cuenta. Por ejemplo, las plantas de aquí son duras. Son fuertes. Están enviando sus mensajes. Después de vivir muchos años en este ambiente, muchas personas llegan a parecerse a las plantas de aquí: duras, fuertes. Viven aquí porque aman este lugar a pesar de lo retante que es. Este ambiente llega a ser parte de las personas que viven aquí. Y es así dondequiera. Por eso prefiero utilizar las plantas del mismo entorno.

De hecho, me gusta que la misma persona que voy a tratar sea quien coseche las plantas que usaré en la ceremonia. Creo que cuando las personas saben de dónde proviene su medicina, son más receptivas a su espíritu, su poder sanador. En cambio, con las medicinas modernas, no podemos conocer su lugar de origen. Son inventos de un laboratorio. A veces provienen de una planta, pero a la hora de preparar las pastillas o el líquido, el espíritu de la planta ya se ha ido. Los compuestos químicos estarán presentes, pero no están vivos. Así que siempre procuro utilizar las plantas que crecen en los alrededores de la persona que voy a tratar.

Don Lucio Campos

Doña Modesta, herbóloga indígena, me explicó dónde podría conseguir a don Lucio Campos. Yo había llevado a mi amigo John a recibir un tratamiento con doña Modesta. Él se acostó sobre una estera bajo el sol mientras ella oraba y le frotaba todo el cuerpo con hierbas frescas. Después del tratamiento, mi amigo descansó en silencio mientras doña Modesta y yo conversamos.

"Muchas personas de tu país vienen para que yo les enseñe sobre las plantas medicinales", me dijo. "Pero siempre buscan plantas para tratar enfermedades específicas. Me dicen: 'Y esta enfermedad, doña Modesta. ¿Qué plantas hay para esta enfermedad'? Yo les digo que no hay plantas así, plantas específicas para enfermedades específicas, y entonces me dicen: 'Tiene que haber una planta para este problema'. Así que yo les digo: 'Bueno, si tiene que haber una planta para este problema, encuéntrenla ustedes mismos'."

Modesta se rió y continuó: "Yo uso las mismas plantas para todo, las mismas que utilizaba mi madre. Cuando ella vivía, era la mejor curandera de la aldea. Ahora lo soy yo".

"Doña Modesta, ¿en la curación, cuánto trabajo hace el espíritu de la planta"?, le pregunté.

"Bastante. El jugo de las plantas es su sangre. La sangre capta el poder curativo del sol. Cuando cosecho a nuestras hermanas las plantas, ellas se dejan sacrificar y comparten su poder con nosotros".

"Doña Modesta, he ido aprendiendo un poco sobre la medicina de las plantas pero mi madre no me enseñó. Yo aprendo conversando con las plantas".

¿"De veras"?

"Sí. ¿No habla usted con las plantas"?

"Claro", me confió con una guiñada del ojo. "Pero no se lo digo a todos".

¿"Por qué no"?

"Hay quienes no me creerían".

"Oiga, doña Modesta, ¿sabe de un curandero llamado don Lucio"?

"Sí, lo conozco. Vive cerca de Tlalnepantla. A él le dicen el chamán".

"Me han dicho que don Lucio sana con los espíritus de las plantas, que no utiliza las hojas ni las flores. Dicen que invoca los espíritus de las plantas al simplemente llamarlas por sus nombres".

"No creo en eso. Para mí, la sangre de las plantas es lo que sana. Tienes que hacer que esa sangre entre en el cuerpo: el cerebro, el corazón, los huesos de la columna: las vértebras, el hígado, los riñones. Tienes que hacer que el jugo de las plantas se pegue a los órganos importantes".

Después que doña Modesta me indicó cómo llegar a la casa de don Lucio, fui a conocerlo personalmente. Al llegar, me enteré que tenía de invitados a un herbólogo guatemalteco y sus dos aprendices. Recién habían salido así que fui tras ellos y los encontré en el camino al lado del corral. El viejo chamán había ensillado su caballo. Estaba de pie con las riendas en la mano. El herbólogo guatemalteco estaba de puntillas. Tenía una planta recién cortada en la mano izquierda. Su mano derecha formó un megáfono. ¿"Y ésta"?, gritó al oído de don Lucio. ¿"Cómo se llama esta planta en su idioma, en nahuatl"?

Don Lucio le dijo el nombre de la planta.

El guatemalteco le gritó: "En quiché, en mi idioma, le decimos . . ." Hizo un sonido gutural, suave.

"Aquí en México, ¿cómo la utilizan para curar"?

¡"No sabía que esa planta fuera medicina"!

¡"Sí, compadre, ésta es medicina"!

¡"Imagínese! ¡No tenía la mínima idea! ¿Cómo la utilizan ustedes"?

"Esta planta es buena para los viejos cuando se ponen sordos como usted", gritó el herbólogo. "Se deja secar en el sol por dos o tres horas y luego se introduce en los oídos".

"Así que esta planta tiene medicina", dijo don Lucio con una sonrisa.

Salimos al campo. Don Lucio andaba a caballo para poder guiar los borregos por una vereda que daba vueltas y revueltas. Los guatemaltecos y yo caminábamos por la vereda. Cada vez que el herbólogo veía una planta reconocida, se detenía, cortaba la planta por el tallo y explicaba a sus estudiantes cómo utilizarla. Progresamos lentamente. A mí me parecía que aquel maestro conocía cada planta que crecía en el camino. Sin embargo, no pude aprovechar estas lecciones porque los tres se hablaban entre sí en quiché.

Cuando don Lucio pasaba por el lado, el maestro le preguntaba en español:

"Compadre, ¿cómo se llama esta planta en nahuatl"?

Los aprendices escribían lo que dijera don Lucio.

"Compadre, en quiché le decimos . . . (otro sonido gutural, suave). ¿Utiliza usted esta planta como alimento o como medicina"?, preguntaba el maya.

"No, no sabía que esta planta se podría utilizar".

"¡Pero si esta planta es medicina, compadre! Es un gran remedio para . . . (nombró un padecimiento).

¡"Así que ésta también es medicina! ¡Increíble! ¡No lo sabía"! El anciano parecía disfrutar de admitir su ignorancia tanto como el herbólogo disfrutaba de jactarse de sus conocimientos. A la hora de volver a la casa de don Lucio, los dos se veían contentísimos.

Los guatemaltecos se despidieron y jamás los volví a ver. Entonces, don Lucio me invitó a sentarme en su consultorio, oloroso a flores recién cortadas. Un altar bien elaborado con crucifijos, imágenes de los santos y otros objetos ocupaba toda una pared. El resto del cuarto estaba vacío excepto por cinco o seis sillas de respaldar recto. El chamán indicó que me sentara en una de las sillas y ocupó otra a mi lado.

Se volteó hacia mí y con una sonrisa me dio una palmada en la rodilla. ¿"En qué te puedo servir, joven"?, me preguntó.

"Yo curo con las plantas, pero no utilizo el cuerpo de la planta, sino el espíritu". Le toqué el antebrazo. "Entiendo que usted hace algo parecido".

¿"Qué dices"?, me preguntó.

Formé un tubo con una mano, me incliné hacia su oído y grité: "Utilizo los espíritus de las plantas para curar a la gente. ¿Usted también"?

¡"Sí! ¡Los espíritus de las plantas! ¡Eso es! Las plantas tienen movimiento. Las plantas tienen espíritu. ¡Hasta alma tienen! Si no, no estarían vivas. Dios no las hubiera puesto aquí".

"Cuando usted cura a la gente, ¿le da algo de beber o de comer como medicina"?

"No. Mi medicina la practico mediante mi intención". Tocó su frente con el dedo índice.

"Hay pocas personas que trabajan así", le dije.

"Sí. Así es que yo trabajo. No como esa gente de Guatemala que va por ahí buscando sustancias."

Don Lucio me contó una larga historia, usando su mano libre para tocar la mía durante los momentos más interesantes. En síntesis, me contó cómo había utilizado la magia para liberar a un hombre desconocido de un encarcelamiento injusto en una ciudad distante. Después de su liberación, el hombre viajó hasta la aldea de don Lucio para darle las gracias. Los hombres se toparon por casualidad en la calle. Lucio no tenía ni idea de quién era el visitante, pero éste lo reconoció al instante. En la cárcel, desde la ventana de su celda había visto al chamán entrar a socorrerlo. "Así son las cosas", concluyó el anciano. "Así es que funciona esto".

¿"Cómo aprendió lo que sabe"?, le pregunté.

"Nadie me enseñó. Cuando yo era chiquillo, me cayó un rayo. Había salido al campo solito. Vi el relámpago bajar hacia mí. Fue como una bola hermosa, de todos los colores. Me pegó y perdí el conocimiento. Yací inconciente por un par de horas. ¡No fue en broma! Finalmente me levanté y caminé hasta mi casa pero estuve muy enfermo. Permanecí en cama por tres años, entrando y saliendo de un estado de coma. Mientras mi cuerpo se encontraba estirado sobre el colchón, mi alma viajaba y aprendía.

"El primer año lo pasé en el cielo con la Gente del Tiempo. Viajé con ellos por todas partes del planeta para llevar lluvia a todas las regiones. El segundo año lo pasé con las Semillas. Conocí el espíritu de todas las plantas que la gente cultiva. El tercer año lo pasé con los Rebaños y las Manadas y los que los cuidan. Conocí todas las diferentes clases de animales que pastan por allí. He viajado a todas partes y lo he visto todo. ¡Los italianos! ¡Los rusos! ¡Los africanos! Y todos somos hermanos. Eres mi hermano porque la sangre que fluye por mis venas también fluye por las tuyas. ¿No es así"?

"Sí, don Lucio. Así mismo es". Nos miramos con aprecio. "Sabe, don Lucio, una vez cuando estuve en la pirámide de El

Tepozteco, conocí al dios de la lluvia". Intimidado por tantas imágenes católicas en su altar, no me atreví mencionar el nombre pagano de aquella divinidad.

¡"Tlaloc"!, dijo.

"Sí, Tlaloc". Él me enseñó muchas cosas. Yo lo vi con un manantial de agua fluyendo de las palmas de sus manos".

"Claro. ¡Las manos de Tlaloc abastecen de agua al mundo entero! Por eso yo lo tengo aquí conmigo. Cuando hay sequía, pido lluvia para que mi pueblo no sufra. Claro, no puedo lograrlo yo solo, así que mantengo a Tlaloc conmigo siempre".

"Un momento. ¿Tiene a Tlaloc en su altar"?

¡"Cómo no! Ven. Te lo enseñaré". Quitó su mano de mi rodilla y me llevó al sagrario.

Apiñada entre otras imágenes religiosas en la mesa, hubo una máscara de Cristo tallada en madera. Retiró la máscara y detrás, vi un ídolo de piedra, una figurilla medio grotesca de Tlaloc, el dios nahuatl de la lluvia.

Volvimos a las sillas y retomamos nuestro abrazo. ¿"Cuántos años crees que tengo"?

Pensando que tendría unos 75 años, le dije: "No sé, ¿65 años"?

"Por poco, mi amigo. ¡El siete de septiembre cumplí 78 años! Sin embargo todavía me gustan las mujeres. ¿Por qué sera, éh"?

"Es natural, supongo".

¿"Es natural? ¡Ja ja! ¿Eres casado, joven"?

"Sí, y tengo hijos".

"Bueno, mi amigo. Yo te puedo decir que este mundo se distingue de todos los demás. Este es el único lugar en donde puedes hacer el amor y hacer muchos bebés. Dios quiso que fuéramos mucha gente, no un par de personas aquí, un par de personas allá. Por eso hizo el mundo como es.

"Ahora bien, este mundo puede ser difícil. La gente hace cosas malas. Hay envidia, y la envidia causa mucha enfermedad, ¿sabes? La gente hace cosas terribles. A mí me toca eliminar la enfermedad que la gente causa con su envidia.

"Este no es el único mundo. Hay otro mundo. Ese otro mundo es hermoso, mi hermano. Allá, la comida es maravillosa y abundante, mi hijo. ¡Abundante! En el otro mundo puedes comer en grande. Puedes hacer el amor todo el tiempo y no hay bebés. No se cansa nadie. El cuerpo se siente tan liviano como una pluma. Ese mundo es hermoso. Y de allí viene la sanación. Así es, hermano. Y así es el trabajo mío. Hermoso".

"Gracias, don Lucio", le dije. "Ha sido un gran placer conocerlo. Volveré pronto a verlo. Y si alguna vez se encuentra en mi pueblo, mi casa es su casa".

"Gracias. Espero tu próxima visita. Y cuando regreses, traeme una muchacha americana. ¡Una de las buenas"!

Cuando regresé no le llevé la muchacha americana, pero don Lucio no se quejó. Estaba ocupado preparándose para una ceremonia. Un grupo de neo-aztecas ocupaba la sala. Voluminosas nubes de incienso salían por las puertas y ventanas. Vestidos en atuendo precolombino, los participantes tocaban instrumentos de cuerdas y cantaban alabanzas a la estrella de Belén y al Via Crucis.

Entré en la sala. Un hombre barbudo de porte atlético vestido con un taparrabos plateado y un penacho de plumas de un metro de alto pidió que me quitara el sombrero, y me lo quité. Me habían dicho que esta ceremonia honraba a Tlaloc así que llevé conmigo una ofrenda de chocolate. Se la di a una sacerdotisa que la pasó por el humo del incienso, la ofrendó a los cuatro puntos cardinales y la colocó en el altar entre las demás ofrendas, todas florales.

Salí y caminé hacia don Lucio. Se veía un poco inquieto, impaciente.

¿"Dónde se dará la ceremonia"?, pregunté.

"Tan pronto termine esa gente", me contestó, "los guiaré a todos hasta la iglesia".

Obviamente me habían informado mal. Este evento no podía ser para honrar a Tlaloc. Ningún dios pagano sería honrado en una iglesia católica. Me preguntaba qué clase de ceremonia se llevaría a cabo.

Después de una larga espera, el anciano levantó dos canastas de flores y salió hacia la iglesia del pueblo. Según me lo pidió, lo seguí portando un cirio pesadísimo que medía un metro de alto.

La iglesia estaba adornada con cientos de cirios y velones, miles de flores y mucho papel de colores. Era el festival de La Virgen de la Candelaria. Apenas Lucio hizo su ofrenda en el altar, entraron los aztecas esparciendo humo de copal. Se colocaron frente al altar y llenaron la iglesia con el sonido de sus cánticos.

Comenzó a llegar la gente del pueblo. Un contingente de niñas vestidas de blanco se sentaron al lado de los aztecas semi desnudos. El cura del pueblo caminó hasta el altar y se puso la vestimenta oficial. Dentro de poco, una muchedumbre de parroquianos llenó la iglesia y los escalones de la entrada.

Se celebró una misa. Los aztecas entonaron un cántico de despedida y, siempre mirando hacia el altar, caminaron hacia atrás con precisión militar mientras seguían cantando y tocando sus instrumentos. Cuando llegaron a la plaza, la banda local ya tocaba una melodía picante y racimos de fuegos artificiales estallaban estruendosamente. Vendedores ambulantes pregonaban sus dulces y refrescos. Las niñas vestidas de blanco salieron de la iglesia riéndose. Un par de violinistas tocaban inaudiblemente entre tanto ruido. Era el caos típico de México. No tenía nada que ver con Tlaloc. Por lo menos así pensaba. Me fui sin despedirme de don Lucio.

Guié hacia mi casa bajo un cielo claro. Era el 2 de febrero y estábamos en plena sequía. Esa noche me despertó el sonido de truenos que anunciaban un aguacero mayor. Cuando me levanté al otro día, el pueblo amaneció empapado y el cielo brillaba con un azul intenso que prometía muchas semanas más de tiempo soleado. Pensé en el altar de don Lucio, donde el dios de la lluvia se esconde detrás de una máscara de Jesucristo.

Sharon Puhky-Evans

Sharon Puhky-Evans es ama de casa y madre de dos. Vive cerca de la ciudad de Victoria en la provincia canadiense de Colombia Británica. Hace unos años se matriculó en un colegio de acupuntura y mientras estudiaba allí participó de un curso de chamanismo botánico que yo impartía. Como parte del curso, hizo un peregrinaje en busca de una visión. Un año después, me escribió el testimonio que sigue:

Jamás había hecho algo parecido, aunque sí, había leído sobre tales peregrinajes y sentía curiosidad. Durante toda mi vida, había tenido vivencias espirituales, pero éstas siempre sucedieron espontáneamente. Ahora, por primera vez, una experiencia espiritual iba a ser planificada.

Ocurriría en el Valle Carmanah, un hermoso bosque húmedo del norte. Primero, habría una ceremonia de limpieza: sudoración en un temascal. Luego pasaría la noche en el lugar. Lo de pasar la noche me inquietaba. Jamás había pasado una noche sola en un bosque.

Como preparativo, ayuné por tres días. Se suponía que fuera por un solo día pero según mi forma de pensar, "más sería mejor". Durante el tercer día, salimos hacia el Valle. Lo primero que vimos al llegar fue un temascal lindísimo. Lo construyeron unas personas que ya habían pasado por el mismo proceso. Calentamos las piedras y entramos en el temascal. Esta experiencia me conmovió profundamente. Fue hermoso sentir cómo se entrelazaban el calor, las hierbas y los cánticos. Después, cada persona buscó un lugar apartado propio, para pasar la noche.

Cuando encontré mi lugar cerca del río, hice amistad con las hierbas y los árboles del lugar y armé mi casetita. Entré en mi saco de dormir y me quedé quietecita. En eso de media hora, me asustaron los pasos de alguien que se acercaba. Pero sólo fue mi marido asegurándose que todo estuviera bien conmigo.

Permanecí en la oscuridad y sentí mucho miedo. No escuché a los compañeros. De repente una sensación de mucha paz llenó todo mi ser. Fue como una ola de agua tibia. En ese momento entendí que nada en el bosque me haría daño. Entonces, comenzaron a suceder los eventos que yo había esperado.

No recuerdo haberme despertado pero cuando tomé conciencia, me encontré agachada, escondiéndome detrás de un árbol. Mi corazón iba a las millas. Contemplaba a una persona encapuchada que caminaba lentamente por la vereda hacia mí. A pesar de la oscuridad, logré ver a la persona claramente. Me miró. Era un anciano de cara suave, sin malicia alguna. Perdí el miedo. Comenzó a hablarme. La mayor parte del diálogo me la reservo. En un momento me aconsejó sobre mis cosas personales. También describió una dimensión de la condición humana. Hizo hincapié en los ojos. Me dijo que los ojos de una persona son la clave para poderla entender y que a la vez los ojos me comunicarían cuánta protección necesitaría yo al tratarla.

Dejó de hablarme y se volteó de manera que no pudiera verle la cara. Entonces, cuando volvió a mirarme, no era el mismo anciano. Lo que vi me asustó tan profundamente que no pude respirar. Los latidos de mi corazón sonaban como martillazos. La cara del hombre se había tornado fría y dura. Los ojos, como los de un desquiciado, parecían bolas de acero. En ese momento comprendí cómo podría extraviarse un alma. No intercambiamos palabra. Sólo la mirada. Entonces, entendí que ésa había sido mi prueba. ¿Había estado atenta? ¿Sabría protegerme?

Mi próximo recuerdo es que algo me despertó. Fue un movimiento como si alguien halara un extremo de la caseta hacia arriba y hacia abajo. La noche aún estaba muy oscura. Me moví dentro del saco de dormir y pude ver a través de la caseta un conejo blanco, bien grande, sentado allí. ¡"Despierta"!, escuché. El conejo dio dos saltos y se convirtió en un esbelto gato salvaje. Se volteó para mirarme. "Algunas cosas no son lo que parecen ser", me dijo. Entonces, se fue corriendo. Lo próximo que recuerdo es el amanecer.

Mientras escribo este relato, te aseguro que mis recuerdos siguen muy claros. Pero dudé cuando me pediste que compartiera esta historia. Si me lo hubiera contado otra persona, quizás no se lo hubiera creído. ¡Qué noche aquella!

Un año después de leer este relato, entrevisté a Sharon, curioso por saber sobre el fruto de su búsqueda de visión.

Eliot: El año pasado, te reservaste parte de la historia. ¿Hay algo que quisieras compartir ahora?

Sharon: Cómo no. La parte que no compartí entonces tenía que ver con las instrucciones sobre cómo proteger mi corazón y sobre la importancia de poder hacerlo. Cuando trabajo con una persona, miro sus ojos y veo la condición de su alma. Pero antes de mirarle los ojos, es importante proteger mi corazón. Esto lo hago por medio de una visualización. El visitante encapuchado me dijo que iba a conocer personas de todas clases y que si no me protegía, me expondría a diversos problemas.

Ya han pasado dos años. Esa es la parte que no compartí: las palabras del visitante. Me sentía muy vulnerable después de aquel peregrinaje. No quería que la gente supiera que necesitaba proteger mi corazón, así que no se lo comuniqué a nadie.

Eliot: ¿Podrías contarnos cómo se ha desarrollado tu trabajo desde el peregrinaje?

Sharon: Todo comenzó como resultado de aquella visión. Nada de lo que ahora hago podría haber sucedido antes del peregrinaje.

Dentro del chamanismo botánico no me sentía muy conectada con la planta mensajera. Siempre me sentía más conectada con la artemisa. Así que cuando fui a tratar un paciente por primera vez, le pedí ayuda a la artemisa. Entonces, se me abrieron las puertas.

Eliot: ¿Podrías describir ese proceso?

Sharon: Bien. Te contaré de mi segundo paciente, un señor mayor. Le habían operado de corazón abierto diez años atrás. Decidí ofrecerle un tratamiento de botánica espiritual porque tenía mucho miedo a las agujas de la acupuntura. Llamé a mi protección y sentí que yo no quería que el señor me observara. Así que me paré detrás de él, coloqué mis manos sobre su cabeza y le pedí que cerrara los ojos. Cuando llamé al espíritu de la artemisa, llegó al instante. Yo simplemente me mantuve observando lo que hacía. Así trabajo. Es como ver televisión.

Oro antes de comenzar. Pido que el paciente reciba ayuda con su necesidad más profunda. Porque a veces la gente viene y dice: "el problema es tal y tal cosa", y cuando uno va profundizando, ve que lo que expresó la persona *no* es la raíz del problema. Así que antes de comenzar, oro y le digo a la artemisa: "Tengo fe en lo que vayas a hacer".

Eliot: Entonces, ¿qué sucedió?

Sharon: ¡Fue increíble! Observé un exorcismo. Mientras entrevistaba al señor, escuché sus palabras y a la vez me iba preguntando: ¿"Qué será lo que realmente necesita esta persona"? La contestación que recibí fue: "El necesita un corazón dulce". *(En inglés estas palabras —"sweet heart"— también significan novia)*. Este señor había sufrido un trauma muy grave. Su divorcio le había destrozado el corazón.

La artemisa aparece como si fuera un guerrero. Se viste de cierta manera. Utiliza unas maracas especiales y una vara con plumas. Entonces, hay un fuego sagrado. Esto es muy importante porque el humo, el humo de la artemisa, hace mucho trabajo. En este caso el humo entró por el punto que usamos para hacer exorcismos. Entonces, vi una hendedura que seguía la cicatriz de su cirugía de corazón abierto. Ésta se abrió y de allí salió un pedazo grande de algo que parecía ser papel de celofán, pero con muchas imágenes: oscuridad, figuras, sombras. Al salir a la luz, las imágenes desaparecieron. Entonces Artemisa Guerrero tocó las maracas alrededor del paciente. Jamás había visto una cosa así.

La artemisa siempre me indica cuándo se ha terminado el tratamiento. Luego, le doy las gracias, abro mis ojos, salgo a lavarme las manos y vuelvo al cuarto.

Ese señor me envió una carta de agradecimiento hace un mes. Lamento no haberla traído. La tengo fijada a la puerta del refrigerador.

La primera vez que trabajé con artemisa, mi paciente tuvo una reacción muy fuerte. El tratamiento desató muchas emociones desagradables, muchos recuerdos. Esa clase de crisis es común cuando se usan las agujas pero como trabajé con la artemisa, no la esperaba y no había preparado a la paciente. Terminó en el hospital esa misma noche. Aprendí mucho con esa experiencia. Así que cuando trabajé con el señor, lo preparé. Le dije: "No se sorprenda si se siente muy cansado o si tiene dificultad para dormir. Preste atención a los pensamientos que le surjan. Todo es parte del tratamiento". Ahora preparo a la gente.

La carta del señor fue muy especial. Viene a verme y siempre me pregunta: ¿"Qué fue lo que usted me dio"? Cuando volvió después de aquella primera sesión, me dijo: "Siento que me ha vuelto el corazón. Mi corazón se siente dulce. Todavía estoy cansado, pero no me preocupa. ¡Mi corazón está lleno"!

Ahora lo veo cada seis semanas. Se iba a operar porque le hicieron una radiografía que revelaba una sombra alrededor del corazón. Estuvo preocupado. La noche antes de la cirugía exploratoria me pidió que volviera a hacer lo que le había hecho la primera vez y le dije que sí.

Eliot: ¿Qué clase de tratamiento le habías dado mientras tanto?

Sharon: Acupuntura. Así que le di otro tratamiento con la artemisa. Fue muy bonito, totalmente diferente a lo que pasó la primera vez. Artemisa le hizo una limpieza y le ofreció un capullo protector. Al otro día, fue al hospital. Dijo que cuando le hicieron una segunda radiografía no encontraron nada. La sombra había desaparecido. El médico le dijo: "No sabemos lo que pasó. Esa sombra estaba allí en noviembre. No vamos a operarle, pues usted es bastante anciano. La cirugía es muy fuerte y le causará mucho estrés. No tiene sentido". Y el señor se siente fabulosamente bien. Le redujeron los medicamentos. Así que me mandó una cartita diciendo lo mucho que aprecia mi ayuda y que los tratamientos han restaurado su fe.

Eliot: Cuéntame otra historia.

Sharon: Veamos. Cuando regresó mi primera paciente, la mujer que tuvo la crisis, ella estaba furiosa. Me preguntó: ¿"Qué me dio usted"? Creyó que le había dado LSD. Yo le dije: ¡"Claro que no! Jamás haría algo así".

Eliot: ¿Qué experimentó la señora?

Sharon: Muchas emociones tumultuosas. Sentía que perdía el control.

Eliot: ¿Qué viste durante su tratamiento?

Sharon: Mucho desorden, caos. Sólo observaba. Lo que vi fue muy pesado, nada divertido.

Con el pasar del tiempo, mientras trabajamos juntas con la acupuntura, comprendió que soy una buena persona y que la estaba ayudando. Desarrollamos una buena comunicación. Después de unos cuatro o cinco meses, le pregunté si me permitiría probar de nuevo con la botánica espiritual. No titubeó. Dijo: "Sí. Hagámoslo".

La próxima vez que me visitó, lo intentamos nuevamente. Pedí mi protección, pedí ayuda, ofrecí mi respeto y llamé a la artemisa. Entonces vi lo que parecía ser un collar de perlas alrededor de su cuello. Artemisa haló el collar y noté que cada perla tenía palabras escritas. Entonces vi que no eran perlas. Eran bolsitas amarradas con cordoncillo. Cada bolsita tenía escritas las palabras "lágrimas y dolor". Artemisa Guerrero simplemente las agarró y las llevó hacia el sol. Entonces desaparecieron. Eso me conmovió muchísimo.

Después de pasar por algo así, la energía del lugar cambia. Se siente como si estuviéramos dentro de un vientre. Todo está suave, mullido. Se crea un sentimiento especial entre la persona y yo, y esta vez la energía fue maravillosa. Ella me miró y me dijo: "Gracias". Fue un "gracias" muy sincero. Pensé: "No hay de qué". Entonces fui a lavarme las manos y volví. Le toqué el cuello y vi que la piel de todo su cuerpo había cambiado de color. Dijo que se sentía como si la hubiera atravesado un rayo. Le tomé los pulsos y estaban perfectos. Fui a buscar a mi supervisor, el Dr. Hong. Vino y la miró. Entonces me miró a mí. Levantó la mano de la señora y dijo: "Ya está".

La mujer se levantó y se fue. El Dr. Hong quiso verme en su oficina. Creí que me iba a regañar por haber utilizado las agujas sin supervisión. Le dije: "No usé agujas". Él me dijo: "Claro que no. Pero, ¿qué hizo usted"? Le dije: "Sólo le toqué el cuello". Él me preguntó: "Y antes de tocarle el cuello, ¿qué hizo"? Le dije: "Le ofrecí unas gotas de una tintura de plantas. Es completamente inocua". El me dijo: "Quiero que documente este caso".

Luego, la paciente me llamó para decirme que su médico la había mandado a hacerse pruebas de sangre y que los resultados de toda la parte química salieron normales, que nunca habían estado tan buenos. "No sé exactamente qué hace usted, pero su trabajo es excelente".

¡Eso me animó tanto! Pues, como era la primera paciente que había tratado con la artemisa, sus palabras me hicieron mucho bien.

En ese momento yo terminaba mi tercer año de estudios así que trabajaba en la clínica bajo supervisión. Fui muy afortunada de tener al Dr. Hong como supervisor. En mi opinión, él es el mejor profesor de la universidad. Es competente, amable y apoya los procesos de los estudiantes. Así que comencé a integrar la artemisa en los tratamientos preliminares con mis pacientes. En poco tiempo, mi trabajo con la artemisa llegó a ser la parte más importante del plan de tratamiento porque la artemisa me enseña cosas que me ayudan a entender a mis pacientes. Además, la artemisa realiza en muy poco tiempo procesos que tardarían horas utilizando agujas. Con la información que la artemisa me brinda, diseño mis planes de tratamiento. Jamás me ha fallado. Esto es muy importante porque soy muy escéptica. Lo que artemisa me presenta es la situación del paciente; no es nada mío.

Ya he aprendido a "filtrar" un poco la información que artemisa me ofrece. Algunas veces el trabajo me asusta; puede ser grotesco. Pero los resultados siempre han sido bien positivos. Artemisa puede lidiar con todo. ¡Todo!

Gracias a este trabajo, me ha sucedido algo muy importante. Como ya dije, soy una persona escéptica. Jamás fui discípula de un gurú ni fui a la India a buscar nada. Siempre he sentido una fuerte conexión con la vida. A través de los años, he tenido que cargar con muchos problemas personales, pero cuando realmente preciso de ayuda, voy a mi huerto. Allí siempre he podido vaciar mis dificultades y llenar mi corazón de amor. Ha sido así desde mi niñez. ¡Pero quién iba a creer que las plantas me habían escuchado? ¡Increíble! Así que me siento muy cómoda con este trabajo. Todavía tengo muchas preguntas pero el trabajo ya me parece algo muy natural. Mi fe se fortalece con cada experiencia de sanación.

Vivimos en un mundo que no conocemos muy bien . . . pero todo lo que necesitamos está aquí. ¿Recuerda el señor encapuchado del Valle Carmanah? Pues, él me dijo unas cosas que en aquel momento no creí. Sin embargo, con el tiempo, todo lo que él me dijo ha sucedido. Por ejemplo, me dijo que mi vida iba a cambiar por completo a causa de una traición. Él se refería a mi matrimonio. Me dijo que mi trabajo iba a cobrar más importancia, que sería la fuente de mi propia sanación. Y tenía toda la razón. Ahora vengo a las plantas, a ti, a Linda y a don Lupe para mi sanación. Soy una persona muy afortunada. Cometo errores pero —con bastante ayuda— los resuelvo y todo termina bien.

Mido mi trabajo por los resultados. ¿Se siente mejor mi paciente? ¿Van disminuyendo sus problemas? Eso es lo más importante para mí.

Una vez, le pregunté a la artemisa por qué había adoptado la forma de un guerrero y me contestó: "Porque el conejo blanco no te gustó mucho". Nos reímos. Hay momentos pesados pero también hay humor.

Unas noches atrás, vi un programa de televisión sobre un investigador etno-botánico contratado por una farmacéutica. Partía hacia el Amazonas para hablar con varios chamanes sobre las plantas. Ahora creo entender cómo estas personas van conociendo su medicina. Es que casi toda la medicina viene de las plantas. En el chamanismo botánico, eliminamos a los intermediarios y vamos directamente a la fuente.

Sabes que no comencé a practicar el chamanismo botánico inmediatamente después de la graduación. ¡Y mira todo lo que ha pasado! Gracias por tu apoyo.

Eliot: Me fascina escuchar estas cosas. Me encanta saber cómo las personas van desarrollando su propia forma de relacionarse con los espíritus de las plantas. Yo creo que así debe hacerse.

Sharon: ¿De veras?

Eliot: La experiencia propia es la mejor fuente de información. Tu experiencia y la de tus pacientes. De hecho, es lo único que importa. Mundialmente, hay una amplia tradición de chamanismo botánico, y sin embargo no se ha documentado esta tradición. Se ha pasado por alto. No hay nada escrito sobre esto.

Sharon: ¡Esa es la pura verdad! He buscado información y no he encontrado nada. Parte de mí se pone ansiosa. Se me ocurre que quizás no lo estoy haciendo bien. Quizás debo estar haciendo ciertos rituales. A veces pienso así aunque todo me va muy bien.

Eliot: Tus espíritus guías están allí para ayudarte. Siempre puedes preguntarles si quieren que hagas las cosas de otra manera. Pero si ellos están satisfechos con tu forma de hacer las cosas, ¿quién tiene la autoridad para decirte que hay que trabajar de otra manera?

Sharon: Nadie, creo. Tengo mucha fe porque los resultados han sido muy buenos. Siempre tomo precauciones y cotejo las cosas varias veces. Cuando una radiografía corrobora el trabajo, cuando la sombra desaparece o cuando la tasa de sedimentación disminuye o cuando los análisis de sangre mejoran, esos resultados son objetivos. No mienten ni exageran . . . y no pueden ser manipulados.

Eliot: Quiero regalarte algo que hice: una vara mágica hecha de tallos de artemisa.

Sharon: ¡No! ¿En serio?

Eliot: Sí.

Sharon: Mi Artemisa Guerrero utiliza algo muy parecido, pero su vara tiene plumas aquí arriba.

Eliot: Sí. A veces yo le pongo plumas aquí arriba.

Sharon: ¡No lo puedo creer!

Eliot: En serio. No sé exactamente por qué hice esto, pero creo que es para ti. Toma.

Sharon: ¡Cielos! Artemisa utiliza algo así mismo, con plumas aquí arriba.

Eliot: ¿Es así de larga?

Sharon: Sí. Es igualita. Utiliza su vara para hacer limpiezas. ¡Increíble! Jamás había visto algo así en la vida real.

Eliot: Bueno, como dicen por ahí, úsalo en salud. Oye, Sharon. El tratamiento con la artemisa, ¿ha fallado alguna vez?

Sharon: Jamás. Sólo tengo que pedirle ayuda y se da todo el proceso. Estoy siguiendo un camino muy diferente al que creía que iba a seguir. Siento que estoy en una montaña rusa. Nunca sé lo que va a suceder. Desde el peregrinaje, desde mi búsqueda de visión, mi vida ha cambiado. Nunca sé lo que voy a ver. He ofrecido estos tratamientos a mis amigos, a mi ex-marido, a personas desconocidas, y no importa quién lo reciba; siempre funcionan. Y cada tratamiento es completamente diferente. Eso es bueno para mí porque me aburro fácilmente. Jamás imaginé que viviría de esta manera. Vivo emocionada, con un sentido de reverencia en mi corazón, ¡siempre!

Eliot: Me alegra mucho escuchar todo esto.

Sharon: De vez en cuando me pongo a pensar: ¿Dónde estaría ahora si no hubiera hecho aquel peregrinaje? Siento que todavía estaría viviendo en la época medieval. Definitivamente, después del nacimiento de mis hijos, aquella búsqueda de visión es lo más grande que me ha pasado durante los últimos diez años.

Nunca he hecho trabajo síquico para la gente. Creo que el trabajo síquico es otra cosa. El síquico le dice a la gente lo que ve; pero con la artemisa, ¡puedo ayudar a *resolver* la situación que haya visto! Así que siento que he recibido un regalo, un gran regalo. Y me siento muy agradecida. Quiero agradecerte otra vez por haberme encaminado a buscar mi visión. Sola, jamás hubiera escogido este camino. Tendría miedo de que algo grande me podría pasar. ¡Algo como lo que me sucedió!

Volví a ver a Sharon varios meses después de nuestra entrevista y le pedí un tratamiento. Albergaba la esperanza de que el espíritu de artemisa podría ayudarme con un dolor de la cintura que me había molestado durante años.

Pidió que me acostara en la camilla y, sin más, se viró hacia la pared y me dio la espalda. En unos segundos comencé a sentir placenteras oleadas de energía correr a través de toda la espina dorsal y la pelvis. Frente a mi campo visual pasaron capas de colores. Después de unos diez minutos, las sensaciones fueron calmándose y

Sharon se volvió hacia mí. La sesión había terminado. Han pasado más de dos años desde aquella sesión y hasta el sol de hoy, estoy libre del dolor de cintura.

Tobae Agbaga Asou

Nunca he tenido la oportunidad de viajar a Australia o Asia, así que no puedo documentar la existencia de la botánica espiritual en aquellos continentes, pues como descubrimos Sharon Puhky-Evans y yo, no hay literatura sobre este tema. Esto no significa que esta medicina no exista. Es fácil pasar por alto lo que no buscamos y, aparentemente, nadie ha ido buscando este método de sanación. Quizás unos pocos escritores y antropólogos lean este libro y se enteren por primera vez que existe algo llamado botánica espiritual o chamanismo botánico. Luego, como yo, seguramente lo encontrarán en todas partes.

Me da gusto compartir un informe especial recibido desde África occidental, donde florece y prospera el chamanismo botánico. Mi amigo Siri Gian Singh Khalsa pasó varios años en Togo trabajando en su tesis doctoral sobre las prácticas tradicionales de sanación de ese país. Lo visité en su hogar en Sacramento, California y le pedí que compartiera algo de lo que había aprendido allá.

Eliot: Fuiste al África occidental, a Togo. ¿Hace cuánto tiempo?

Gian Singh: Estuve allí desde el 1980 hasta el 1984. Comparaba la historia de la medicina tradicional de Togo con la de la medicina occidental moderna que se practicaba allí. Me enfoqué en el siglo XX pero procuré estudiar varias generaciones de curanderos y chamanes tradicionales.

Eliot: Dentro del contexto de la medicina tradicional de Togo, ¿qué descubriste sobre la importancia de las hierbas y los espíritus de las plantas?

Gian Singh: Durante mi estadía observé que las plantas se utilizaban en cada fase de la sanación, y que hay un espíritu asociado a cada planta. Los sanadores utilizaban sonidos para invocar los espíritus de las diferentes plantas. A veces usaban ciertos ritmos o rituales, o ingerían sustancias para entrar en estados alterados de conciencia. Estos estados de conciencia les ayudaban a comprender la información que las plantas tenían para ellos.

Para poder escuchar y entender los espíritus de las plantas, algunas personas habían completado aprendizajes de hasta veinte años.

Eliot: ¿Son prácticas ancestrales?

Gian Singh: Sí. El Dr. Meerick Posnansky, amigo mío y uno de los mejores arqueólogos de África, descubrió que para encontrar aldeas que existieron hace seis, siete u ocho siglos, sólo hay que buscar una comunidad de plantas en forma circular. Excava dentro del círculo, y allí encontrarás la aldea. Las plantas de uso frecuente se cultivaban alrededor de la aldea para que fueran fáciles de conseguir siempre. De esta manera se han identificado plantas utilizadas hace milenios. Es interesante que según la tradición oral de las comunidades que estudié, llevan miles de años usándolas.

Eliot: No siempre utilizan la hoja o la raíz o el cuerpo de la planta. A veces utilizan el espíritu o la esencia de la planta, ¿verdad?

Gian Singh: Sí. Cada planta tiene su espíritu y cada parte de la planta tiene ciertas cualidades espirituales. Los sanadores prestan atención a todas esas cosas. La corteza de un árbol se usa con un propósito muy específico. La flor del mismo árbol se usa con otro propósito, y la hoja tiene un uso diferente. Claro está, los botánicos occidentales hacen distinciones similares, pero por otras razones.

Eliot: ¿Tienes algunas historias sobre sanaciones logradas mediante los espíritus de las plantas?

Gian Singh: Las plantas jugaron un papel en todas las sanaciones que llegué a ver. Había que comunicarse con cada planta de una forma diferente. Siempre se utilizaban tambores o ciertos sonidos vocales para conmover el espíritu de la planta. Siempre había que hacerle algo a la planta para activarla e invitarla a ayudar al paciente.

Eliot: ¿Pudiste darle seguimiento a algunos casos?

Gian Singh: Sí. Fui becado por una de las instituciones más conservadoras de los Estados Unidos, así que estudié con médicos occidentales y tuve que incluir en mi estudio las opiniones de estos médicos sobre lo que sucedía. Realicé cientos de entrevistas con médicos occidentales y miles de entrevistas con curanderos tradicionales.

Muchas personas que habían recibido diagnósticos y hasta tratamientos de parte de los médicos permitieron que yo las acompañara a consultar a los curanderos tradicionales. Así que tuve la oportunidad de ver las hierbas que se utilizaban y cómo se administraban. Y descubrí muchas cosas. Por ejemplo, los médicos occidentales no curan la diabetes, sólo la controlan. En cambio, los curanderos utilizan hierbas que curan la diabetes. Después de recibir el tratamiento con estas hierbas, cuando la gente regresa a su médico, no queda rastro de la diabetes.

Cánceres, condiciones cardíacas y otros diversos problemas fueron diagnosticados por médicos occidentales y luego tratados por sanadores tradicionales. En más de una ocasión tuve que pagar a las personas para que volvieran con sus médicos. Desde su punto de vista, ya estaban curados, así que, ¿por qué perder el tiempo? Yo procuraba que los médicos validaran los resultados. A veces quedaban muy sorprendidos.

Los médicos jóvenes criticaban fuertemente las prácticas "supersticiosas, primitivas e inútiles" de los curanderos tradicionales. Los médicos mayores africanos habían estudiado en la Facultad de Medicina de la Universidad de París o de la Universidad de Lyons. Respetaban las prácticas de los curanderos porque conocían bien las limitaciones de su propio repertorio. Habían visto que los chamanes curaban condiciones que ellos sólo podían controlar, quizás aminorando los síntomas o apaciguando el dolor.

Observé el desarrollo de una dinámica interactiva entre los dos sistemas. Todas las personas que entrevisté iban a los curanderos para tratar ciertas condiciones y a los médicos para tratar otras. Todos los curanderos que entrevisté habían ido —o habían enviado familiares— a ver a un médico occidental para ciertos problemas. Eran muy abiertos. Siempre se encontraban experimentando y cambiando su sistema. El sistema tradicional de Togo es mucho más fluido que el occidental.

Dentro del sistema tradicional, todas las plantas tienen espíritus y poderes, y también el aire, la tierra, el agua y toda la naturaleza se concibe de esa manera.

Eliot: Cuéntame sobre el hombre con quien desarrollaste la amistad más profunda. ¿Cómo se llamaba?

Gian Singh: Tobae Agbaga Asou. Él tuvo un aprendizaje muy interesante. Un día, iba caminando por una vereda pedregosa y un anciano montado en bicicleta se le acercó. Le pareció increíble que el viejito pudiera manejar la bicicleta sobre tantas piedras. El anciano le dijo: "Vuelva mañana. Me gustaría enseñarle algo muy importante". Al otro día, mi amigo volvió y el anciano apareció en una loma cercana. Allí se oía el sonar de muchos tambores. Era un tamboreo maravilloso, ceremonial. Mi amigo siguió al anciano hasta la cima de la loma, donde se celebraba la ceremonia. Allí, le pareció que todo el mundo lo reconocía. Lo abrazaron y se pusieron bien contentos cuando lo vieron. Él no reconoció a nadie. Lo invitaron a quedarse, así que se sentó. Entonces, su cuerpo se entumeció. Procuró levantarse pero no podía moverse. Le entró un miedo terrible. Entonces sintió que bajaba hacia el centro de la tierra. Bajaba y bajaba hasta lo más profundo.

Eliot: ¿Hasta llegar al inframundo?

Gian Singh: Hasta el mismo centro de la Tierra. En ese lugar estaban reunidos los maestros más talentosos que había conocido. Aquellos maestros le enseñaron sobre las plantas; también sobre cómo invocar los espíritus de las plantas y otros diversos aspectos de la sanación. Varias docenas de personas llegaron a ese mundo subterráneo durante el mismo período para aprender sobre la sanación. Los que sabían escribir apuntaban. Los que no escribían fueron sometidos a un examen oral todas las noches para asegurar que recordaran todo lo enseñado.

Llegué a entrevistar a varios familiares de mi amigo en su aldea cerca de Lomé y me hablaron sobre la forma en que había desaparecido. Creían que un animal lo había matado. Estuvo en aquel lugar durante nueve años de tiempo terrenal. ¡Aquellos nueve años en el centro de la tierra le parecieron siglos! Me dijo que allí abajo el tiempo pasaba de otra manera. Lo que aprendió y el número de días era mucho mayor que nueve años de tiempo aquí arriba. Aprendió cosas que en este mundo que conocemos hubieran tardado toda una vida, especialmente sobre el uso de las plantas.

Cuando regresó a su pueblo, hubo un gran regocijo y comenzó a trabajar como chamán, como sanador.

Tobae Agbaga Asou era una persona sumamente amable, brillante, jocoso y empático. También era muy humilde. En otro sentido, tenía mucho poder personal, mucho magnetismo. Era muy seguro de sí mismo. Unas quinientas personas llegaban a su centro para recibir sanación todos los días. Gente y más gente se apiñaba allí, esperando recibir sus atenciones.

Eliot: ¿Cómo atendía a tanta gente?

Gian Singh: Sus aprendices lo ayudaban. Siempre tenía unos treinta aprendices. Con sólo mirar a una persona, él intuía lo que le hacía falta. A veces me quedaba con él desde las dos de la mañana hasta las dos de la mañana del día siguiente. Él recibía a la gente sin hacer pausa.

En algunos casos, mandaba a sus aprendices a cosechar o a preparar las hierbas. En otras ocasiones llevaba a cabo ceremonias dirigidas a invocar el Espíritu, y el Espíritu le decía cuáles plantas utilizar y cómo activar los espíritus de esas plantas.

Trataba a cada persona de una manera diferente. A algunas, las ponía a reírse a carcajadas. Con otras personas, sólo escuchaba y no decía palabra. A otras personas las regañaba y les gritaba hasta que lloraban. Las personas entraban una tras otra durante un mínimo de doce horas sin parar. Se levantaba a las 3:30 todas las mañanas para invocar los espíritus de las plantas y cantar ciertos cánticos. Se purificaba para su trabajo. Las plantas siempre jugaban un papel central.

Eliot: Una vez me mencionaste que algunos de sus aprendices eran curanderos ya reconocidos y respetados.

Gian Singh: Sí. Muchos eran chamanes de renombre en sus aldeas aún antes de estudiar las plantas con él. Para él, una planta no era simplemente una hierba como la conocemos en el oeste. Una planta comprendía todo un complejo de espíritus asociados. Cuando combinaba las plantas, cada combinación atraía espíritus diferentes a los que atraían las plantas individuales.

Eliot: ¿Podrías contarme sobre aquel contacto extraordinario que sostuviste con él y con los espíritus de sus plantas?

Gian Singh: Me gusta levantarme bien temprano para practicar el yoga. En Togo, practicaba desde las 3:30 hasta las seis de la mañana todos los días. Practicaba el yoga, meditaba y oraba. Nadie me había visto.

Yo había ido a ver a Tobae Agbaga Asou unas tres veces a la semana para entrevistar a la gente y observar sus sesiones de sanación. Después de dos o tres meses, me dijo que se sentía muy allegado a mí. Quería ser mi amigo pero le dolía mucho el hecho de que yo no tenía ni idea de quien él era, en realidad. Yo no podría entender quién era él a menos que pudiera ver y sentir los espíritus que lo rodeaban y que influían en él. Porque si no conocemos los poderes que afectan a una persona, no podemos saber quién es esa persona. Me dijo que le gustaría enseñarme a invocar los espíritus de las plantas que me ayudarían a verlo, a lograr una visión de quien era él, en esencia. Me pidió que volviera en dos semanas, y me explicó que para esa fecha, tendría las hierbas preparadas.

También me dijo que había estado "visitando mi apartamento" desde que llegué a su aldea. Él había observado los ejercicios que yo hacía durante dos horas y media todas las mañanas y le encantó mi rutina. Me explicó con lujo de detalles todo lo que había visto. Me demostró algunos de los ejercicios del yoga kundalina que yo hacía.

Le fascinaron los ejercicios de respiración. Le gustó el aroma de las flores. Eran nardos. Me dijo que me convenía tenerlas allí. También me dijo que el incienso que utilizaba no me convenía y que me iba a conseguir un incienso más propicio. No debía limitarme a las velas blancas. Necesitaba velas de siete colores.

Eliot: En este mundo de carne y hueso, ¿había visitado tu hogar?

Gian Singh: Jamás. Nadie de su grupo había entrado en mi apartamento. Sólo mi esposa había observado mis prácticas espirituales. Honestamente, no me sorprendió que pudiera haber visto todo eso. Me hizo sentirme más unido a él. Eran tantos los detalles que observó que sentí que sí, había estado de visita en mi casa físicamente.

Cuando regresé a las dos semanas, él tenía las hierbas que me había prometido. Aunque las plantas estaban secas y se deshacían fácilmente, las manejaba perfectamente con aquellas manos tan macizas, tan fuertes. El respeto que demostraba al tocar las plantas me impresionó y me conmovió profundamente. Su forma de estar con las plantas me comunicó algo muy importante. Escogió tres hierbas diferentes y me dijo que pusiera sus hojas debajo de cada una de las siete velas. A la vez, era preciso que quemara el incienso que me regaló mientras practicaba la meditación y el yoga. Finalmente, me pidió que al terminar con mis prácticas, recitara ciertas palabras para invocar los espíritus de las plantas que él me había dado para usar en el ritual. De esta manera podría llamar a su espíritu.

Al otro día, cuando hice la invocación, mi esposa estuvo conmigo. Los dos escuchamos truenos y vimos relámpagos dentro del cuarto. Sentimos una vibración y el rugir de un animal grande que nos pareció el de un león. También vimos cocodrilos en el cuarto. Sentí la presencia de Tobae en el cuarto. Entonces, lo vi. Lo percibí como nunca antes. Se veía transparente. Me permitió entrar en su cuerpo. Sentí dolor en su pecho debido a su hábito de fumar tanto. También sentí que el alcohol había castigado su cuerpo fuertemente. Pero más que nada, sentí su grandeza. Yo no sabía que un ser humano podía comprometerse tan incondicionalmente al servicio de otras personas. No sabía que una persona podía canalizar sanación todo el tiempo como él parecía hacer. También sentí muchas contradicciones. Dolor en su cuerpo. Dilemas personales. En fin, logré una visión de un ser humano muy completo, muy pleno.

Cuando volví a verlo le conté lo que había hecho y qué había visto. Él me confirmó que los animales eran, de hecho, su protección. Tenían mucha importancia para él. Sí, le dolía el pecho. Nadie le había dicho que fumaba demasiado. La gente temía criticarlo. Estuvo muy agradecido por mis comentarios. Entendió que el alcohol hacía estragos en su cuerpo, pero los espíritus conectados a él pedían el alcohol y la única forma de ofrecérselo era a través de su consumo. Por la razón que fuera, bebía enormes volúmenes de alcohol todos los días.

Tobae Agbaga Asou fue un gran hombre. Ayudó a muchas personas hasta su muerte el año pasado.

Abuela Bertha Grove

Una gélida mañana de otoño del 1991, conocí a la señora Bertha Grove en su casa en la reservación sureña del pueblo ute. Al abrir la puerta de su humilde hogar, me brindó su cálida sonrisa y entendí por qué tantas personas le dicen abuela. Primero fuimos a la cocina para almacenar la compra que le había llevado. Luego, en la sala, ella se sentó en una butaca bajo una enorme cabeza de búfalo montada sobre la pared. Yo me senté en un sofá frente a ella. Antes de permitirme prender la grabadora, pidió que le explicara exactamente qué quería saber. Le dije que yo utilizaba los espíritus de las plantas como medicina y le expliqué que para mí, era importante que la gente supiera que las plantas tienen espíritus que pueden sanar. Mencioné que estaba escribiendo un libro sobre este tema, por lo que esperaba que ella compartiera conmigo un poco de su sabiduría.

Esa explicación la satisfizo, y después de señalar que estaba bien que grabara nuestra conversación, cantó una larga oración en el idioma ute. La entrevista fue amplia y profunda. Abuela Bertha habló durante horas. Aquí presento la transcripción de lo que compartió sobre la botánica espiritual.

Bertha: Tengo que orar así cuando alguien viene pidiéndome algo: información, conocimiento. Tengo que pedir a los abuelos que me den lo que tú necesitas, lo que quieres, pues ellos te conocen y saben qué debo decirte. Tengo que pedirles permiso. No puedo decir que sí, inmediatamente.

Es igual cuando nos toca cosechar las plantas. Se cosechan durante diferentes estaciones, a horas distintas. Algunas se cosechan temprano por la mañana, otras al mediodía, otras por la tarde. Algunas se cosechan por la noche, bajo la luz de la luna. Algunas en la primavera, otras durante el verano, otras en otoño. El cedro se cosecha durante el invierno pero no vamos directamente a cortar y a cosechar. Primero, le llevamos tabaco u otra ofrenda. Si tú fueras el cedro, es como si te pidiera un favor. Porque estoy pidiendo tu ayuda. Te pido parte de tu ropa o de tus brazos. Te decimos por qué lo vamos a utilizar, qué vamos a hacer para la gente. Cuando se lo digo a la planta y recibo el permiso, entonces hago mi ofrenda. Casi siempre le amarro un pañuelito o una bufandita. Esa es mi ofrenda. Cuando las bufanditas salen a buen precio, compro muchas para siempre tenerlas. Las guardo en el carro junto con un poco de tabaco, porque uno nunca sabe qué plantas va a encontrar.

Una vez tienes el permiso, cosechas solamente lo que vas a necesitar. ¡No seas glotón! Esa es una de las reglas. Si necesitas algo, cosechalo, y si tienes que cosechar para otras personas, pues hazlo, pero tienes que pedir permiso. Tienes que explicarles que vas a cosechar más de lo que vas a utilizar porque lo vas a compartir con tu gente. Así es como lo hacemos nosotros. No sé. ¿Lo haces de la misma manera?

Eliot: Sí, sí.

Bertha: Supongamos que vas a usar las hojas o las ramas o los tallos para preparar un té o una cataplasma. ¿Cómo procedes?

Eliot: Creo que lo principal es pedirle permiso al espíritu que va a apoyarme para ayudar a otros. Si logro establecer una relación con el espíritu de la planta, no necesito la hoja o la raíz. A veces simplemente le pido al espíritu de la planta que entre en la persona a través de mis manos.

Bertha: ¿Y no necesitas utilizar la planta para hacer un té?

Eliot: Una de mis ayudantes principales es una planta mensajera. Preparo una tintura de esta planta y pido a su espíritu que traiga el espíritu de la planta que necesite la persona. Así que en vez de tener que llevar conmigo docenas de plantas, sólo tengo mi tintura hecha a base de la planta mensajera.

Bertha: Es así mismo, como tú dices. Todo tiene espíritu. Las plantas y los árboles y las piedras también son gente. Me parece muy buena tu manera de trabajar. Yo le digo a la gente que es bueno aprender diferentes formas de hacer las cosas. Uno enseña a la gente. Yo enseño mi forma de hacer las cosas, y todo es para ayudar a sanar a las personas.

Eliot: ¿Cómo averigua usted de qué manera cierta planta puede ayudar?

Bertha: Casi siempre mi espíritu guardián personal —mi ser interior— me lo va diciendo. Tú y yo realmente no sabemos nada. Es que los espíritus trabajan a través de nosotros. Sólo somos instrumentos de los espíritus. Tengo que pedir al Creador que me ayude, y según Él me indique, procedo. Quizás no es así para todo el mundo. Cada persona tiene su propio cuerpo, mente y espíritu, así que el tratamiento es diferente para cada uno. Aunque dos personas tengan el mismo padecimiento, el tratamiento es diferente, ¿no? Es lo mismo cuando uno habla con la gente. Hay que tratar a cada cual según su necesidad personal.

Eliot: ¿Ha llegado a hacerles preguntas a los espíritus de las plantas?

Bertha: Es lo que hago cuando voy a cosecharlas. Hablo con el espíritu de cada planta. ¿Has visto a esos espíritus?

Eliot: Sí. Los veo a menudo. Y a usted, ¿le dicen las plantas cómo utilizarlas?

Bertha: Sí, me lo dicen. El espíritu que tú mencionas está en todo; es universal. Por eso hay que respetar a los animales, las aves y las plantas. La misma Madre Tierra tiene mucho poder. Por eso le digo a la gente que camine sobre nuestra Madre de una manera sagrada. La Tierra te conoce. Sabe de dónde vienes y lo que has vivido.

Todo tiene espíritu y los espíritus están en todas partes, rodeándonos. Miles de ojos te están velando siempre, todos los días. Ven todo lo que haces. Así que cuando estás por allí, tú pides permiso. Le pides permiso al Creador y hablas con la Madre Tierra y con los puntos cardinales. Porque vas a utilizarlo todo. ¡Todo! Aquella planta no surgió sola. Surgió por la gracia de la Madre Tierra y porque el sol la calentó. Esas bendiciones están dentro de ella. La lluvia cayó sobre la planta para que creciera, así que le das gracias a los seres del trueno y a la gente de las nubes por ayudar esa planta a crecer. Agradeces al viento que sopló y le pides permiso a los cuatro Abuelos y Abuelas que habitan los cuatro puntos cardinales.

La planta tiene su espíritu. Fue el Creador quien se lo dio. Cualquiera puede recibir de ella. Sólo tienes que pedirle ayuda. No tienes que andar con bolsas de medicina. Simplemente usas lo que hay a tu lado, frente a ti. Las cosas que nos rodean están allí para ayudar a la gente. Esas cosas tienen poder: los árboles, las piedras, la Madre Tierra, el viento. Todo tiene poder. Puedes ayudar a la gente con lo que esté frente a ti.

Como tú dijiste, el poder puede llegar a través de tus manos. Tus manos son lo más poderoso que tienes porque las usas para ayudar a la gente, para bendecir a la gente. Así que no puedes usar esas manos para hacer el mal, para pegarle a nadie, ¿verdad? Me alegra saber que utilizas tus manos de esa manera.

Como ya dije, hay muchas maneras de ayudar a la gente con las plantas, o con el agua. Puedes usar cualquier cosa en este mundo., ¡hasta el pelo de este abuelo! *(Señala la cabeza de búfalo que cuelga de la pared sobre ella).* Un señor mayor de Taos me la dio para que ayudara a la gente enloquecida. Me dijo: "Guárdala. Un día tendrás ocasión de utilizarla". Así que diferentes personas me han enseñado, gente de diferentes tribus, tú sabes.

Eliot: ¿Podría hablarme un poco más sobre cómo aprendió?

Bertha: Bueno. Me crié con mi abuelo. Él era curandero del pueblo ute. Cuando un matrimonio tenía más hijos de los que podía cuidar bien, la pareja dejaba uno de los chicos con los abuelos o con los tíos. A mí me dejaron con mis abuelos y ellos me criaron según sus tradiciones. Abuelo fue chamán. Vivíamos en uno de los últimos tipis de la reservación. Así que aprendí a vivir en un tipi. Sé cómo uno debe comportarse en un tipi, y cómo uno debe comportarse frente a un chamán. Lo que no entendía hasta que fui mayor era que cada uno de nosotros —él nos legó su don a cinco de nosotros— íbamos a tener que usar ese don. Comencé a soñar. Comencé a recibir mensajes. Tú sabes.

Eliot: ¿Cuántos años tenía usted?

Bertha: Todo comenzó cuando yo era adolescente. Escuchaba una voz y me daba miedo. Me decía: "El Creador te ha escogido para hacer su obra".

Oré y dije: "No. Estoy muy joven para hacer ese trabajo", y se me fue la voz. Entonces así de joven, comencé a tener mis hijos.

Eliot: ¿Oró para que se le alejara el don de sanar?

Bertha: Sí. Le tenía miedo. Cuando tenía veinte y pico de años volví a escuchar la voz. Entonces dije: "Tengo que criar a mis hijos. No tengo tiempo para esto. Espere a que tenga canas". Y me contestó: "Bien". Mientras tanto, muchas personas me enseñaron muchas cosas. Personas mayores de diferentes tribus. No las iba buscando. Ellos me buscaban a mí . . . y fui aprendiendo. Fui viendo las cosas poco a poco, de forma gradual.

Bueno. Cuando recién cumplí los treinta años mi cabello se tornó canoso. El espíritu volvió y me dijo: "Me dijiste que esperara hasta que tuviera canas . . . ¡y canas tienes ahora"! Le dije: "Espere un tiempo más". Entonces me enfermé. Mi condición de artritis se tornó tan agresiva que no podía caminar, no podía trabajar. Mi marido me dijo: "Quizás deberías escuchar al espíritu aquel . . ."

Entonces comencé a soñar con la Danza del Sol. No había visto mujeres danzando al sol, pero había ayudado a mi marido y a mis hijos a prepararse para ese ritual porque mi abuelo, el que me crió, había sido jefe de la Danza del Sol y yo le había ayudado desde mi niñez. Mis abuelos me mandaban a hacer muchas cosas que me servían de escuela. Yo creía que me estaban maltratando, poniéndome a trabajar tanto y a pasar malos ratos. Hasta de pastora trabajé, bien arriba entre las montañas, yo sola con mi perro y los borregos. Tú sabes, me sentaba bajo ese cielo, entre esas montañas y me ponía a preguntar sobre todo. Eso era parte de lo que yo tenía que aprender: observar la naturaleza, sentir las plantas. Les hablaba porque no había con quien conversar. Miraba una piedra, la levantaba, le decía unas palabras y la ponía de vuelta en su lugar. Las piedras, las plantas, las flores eran mis compañeras de juego. Jamás sospechaba que me estaban instruyendo.

Como decía, comencé a participar de la Danza del Sol. Una noche soñé que me dijeron: "Ya llegó la hora". Llevaba muchos años trabajando para El Departamento de Asuntos Indígenas. Les dije: ¡"No puedo dejar de trabajar así de repente"! Pero en el sueño me dijeron que tenía que dejar el trabajo, quitarme los zapatos de los anglos y ponerme los mocasines. Durante cuatro años anduve con los mocasines puestos sin quitármelos: invierno, primavera, verano y otoño. Porque el Espíritu me dijo que no me pusiera zapatos. Entonces participé de la Danza del Sol, y allí mi cuerpo físico comenzó a sanar. Para aquellos tiempos no podía levantarme sola, por lo que mi marido se sorprendió cuando fue a la arboleda donde danzábamos y vio que me había levantado sola. Me preguntó: ¿"Cómo te levantaste"? Yo le contesté: "Me levanté".

El asma también desapareció. Le digo a la gente que soy un ejemplo vivo de lo que las plantas pueden hacer, lo que los espíritus pueden lograr, lo que la fe puede lograr. A mi edad —pronto cumpliré setenta años— me muevo más rápido que muchos jóvenes. Me levanto por la mañana, camino un largo trecho, hago los quehaceres de la casa, cocino para la familia. Estoy muy agradecida.

Yo fui educada para realizar mi trabajo. Llegué a entender por qué tantas personas mayores comenzaban a visitarme. Poco a poco todo cayó en su lugar. Un abuelo de los utes del norte me ayudó a entender los espíritus. Él me ayudó mucho. Otro viejito de allí mismo me enseñó mucho sobre los Abuelos, las Abuelas, sobre los temascales y los espíritus también. Aprendí otras cosas mediante la Danza del Sol y mis búsquedas de visión.

Desde mi perspectiva, toda la creación es buena. El Creador hizo todo bueno y hasta el sol de hoy nada ha cambiado. El ser humano piensa: "Esa planta no sirve. Ese animal no sirve". Pero Él creó todo con una razón. Las serpientes tienen su razón de ser. Las moscas tienen su razón de ser. Podemos echarles veneno pero yo descubrí que si hablas con ellas dejan de molestarte.

Los espíritus viven. Si crees en ellos, te ayudarán. Los médicos no lo entienden. Los médicos podrían lograr tantas cosas si creyeran en la Creación, en los espíritus. Habrá por allí unos cuantos que tienen ese entendimiento, pero son muy pocos. Hasta en las clínicas de la reservación nos tildan de locos si hablamos de estas cosas. Me imagino que usted enfrentará las mismas actitudes.

Eliot: Normalmente, no le digo a la gente que los espíritus me están ayudando. Quizás si lo supieran no vendrían a verme.

Bertha: A mí no me importa lo que piense la gente porque he tenido mis vivencias. Me dijeron: "No dejes que te afecte el que la gente se ría de ti o que te digan cosas malas. No te preocupes por nada de eso. Practica la obra. Sólo preocúpate por lo que pienso Yo. Yo soy el que te pone a trabajar y yo te estoy ayudando". Así que eso es lo que hago. Sigo al Creador. Si alguien me pide ayuda, primero oro por esa intención. Si se supone que sea yo quien ayude, pues lo hago. Si no, mando a la persona a visitar a alguien que la podrá ayudar.

Eliot: Cuando usted me habla de sus sueños, ¿se refiere a sueños nocturnos o es que sueña usted de día?

Bertha: De día y de noche también. Si los sueños me llegan de noche, me despierto después. A veces me vienen de día. Si todo está tranquilo, medito. O puede que esté haciendo algo y a la vez estoy soñando, viendo cosas. A veces cierro los ojos y hablo bien bajito y tengo visiones. Si voy a una ceremonia, hablo con el Abuelo Fuego. A veces hablo con los Abuelos y ellos me enseñan cómo trabajar. Es como ver una película.

Los Abuelos no mienten, ¿sabes? La gente miente pero la Creación no miente. Así que si el espíritu de una planta te habla y tú lo estás recibiendo, tienes que hacer exactamente lo que te diga.

No hagas más ni menos. Quizás alguien espere un tratamiento más interesante o algo así, pero no es así. Es: "Esto es lo que debo hacer. Esto y punto".

Eliot: ¿Me podría hablar sobre alguna ocasión cuando usó una planta para sanar a alguien?

Bertha: Bueno, hay tantos ejemplos. Te contaré parte de una de las historias. Una vez había una familia en Taos. El tío de la señora estaba pasando un mal rato porque alguien había incendiado su casa, su tienda, su centro de trueque, todo. Años atrás, mi marido, un amigo y yo habíamos ido a ese lugar. Esa señora tan respetuosa me decía "Madre". Me presentó a su tío y fuimos a su centro de trueque. Él me regaló un manto rojo y azul para una de nuestras ceremonias pero eso es otro cuento. También le regaló un calabazo a mi marido, y una pluma a nuestro amigo. Se lo agradecimos.

Años después, ese señor tuvo los problemas que mencioné y recibió el mensaje de que yo debía ir y hacerle una ceremonia. Así que mi esposo y yo salimos hacia su casa. Íbamos manejando sobre aquella montaña grande llamada Tres Piedras, y cuando llegamos bien arriba, de repente algo me dijo: "Detente". Así que paramos. Allí había un árbol de álamo. Le dije a mi marido: "Se supone que yo me lleve algo de aquí". El me dijo: "Bien". Él es así. Acepta todo sin cuestionar. Así que salimos del auto y le dije: "Necesitamos cuatro ramas de la parte más alta del árbol".

Eliot: ¿Se lo había dicho el árbol?

Bertha: Sí. Pero te darás cuenta que no sé por qué. Simplemente voy haciendo lo que el árbol me dice. Así que mi marido está colgando del árbol, y nuestros nietos están riéndose: ¡"Miren! ¡Abuelo parece un mono"! Él me acerca las ramas y yo las corto y ofrezco mis oraciones. Echo un poquito de agua sobre la toalla que llevo conmigo y envuelvo las cuatro ramas. No tengo la más mínima idea de lo que haré con ellas.

Llegamos a Taos y están haciendo los preparativos para la ceremonia. Dejo las ramas en la camioneta. Después de la medianoche escucho que el árbol me está hablando otra vez, así que le digo a mi esposo: "Búscame las ramas", y él va y me las trae. Yo sólo estoy haciendo lo que me dice la planta. Entonces llego hasta unas personas que no conozco y les digo: "Ustedes los de Taos utilizan el árbol de álamo en sus ceremonias, en sus fiestas, en sus kivas. Ahora mismo, les voy a pedir que usen estas ramas de álamo para ayudar a aquella persona que está allí. Utilicen estas ramas para bendecir a esa persona". Dijeron que estaba bien y comenzaron a ubicar a la gente para la ceremonia.

En ese momento, yo no sabía quién era aquel hombre. No sabía que era el tío de la persona para la cual hacíamos la ceremonia. Yo no sabía que este hombre le tenía envidia a su sobrino y le había hecho daño. Sólo sabía que la planta me decía que le diera las ramas a unas personas para que bendijeran a un hombre desconocido. Después que lo hicieron, el hombre se levantó y comenzó a orar. Como hablaba en su propio idioma, yo no entendía; pero al otro día las señoras me preguntaron: ¿"Cómo sabía usted que él era la persona que les pegó fuego a la casa y a la tienda de su sobrino"? Yo les dije: "Yo no sabía. Sólo hacía lo que me decía la planta". Ellas me dijeron que en su oración había confesado, y que lamentaba mucho haber lastimado a su sobrino de esa manera.

Luego, el mismo hombre me dijo: "Cuando la rama me tocó, ¡sentí tanto poder! La energía me sacudió. ¡Quise gritar! ¡Quise chillar! Pero me aguanté. Sentí esa fuerza. Me puso a temblar como si me hubiera pegado un relámpago".

Entonces, le dije al otro señor, al que lo había bendecido con las ramas: "Guarde esas ramas. Antes de que pasen tres días, suba a Tres Piedras cuando no haya nadie y agradézcale al árbol por la bendición".

Al otro día, el tío que había pedido perdón procuró que el otro señor le regalara las ramas. Dijo: "Yo me encargo de las ramas. Las voy a colocar en la kiva. ¡Son bien poderosas"!

Tuve que explicarle: "Esas ramas no van a hacer nada si su espíritu no está presente. Esto sólo funciona cuando haces lo que te piden que hagas. La planta me dijo que trabajaría a través de las ramas, y cumplió con su parte. Ahora deben volver a la montaña, a su lugar de origen".

Entonces, las cosas fueron mejorando para el hombre al que celebramos la ceremonia. Construyó otra tienda y llegó a ser jefe guerrero; llegó a ser gobernador. Le va bien; ¿ves?

Las plantas pueden abrirte los caminos de esa manera. Sólo hay que mantener la mente, el corazón y el espíritu abiertos a la Creación para que puedas escuchar sus mensajes.

Aquella vez ayudamos con ramas del álamo. A veces usamos el cepillo sabio *(Artemisia tridentata)*.

Eliot: ¿Tiene un buen cuento sobre el cepillo sabio?

Bertha: Muchas de las cosas que hago ni las recuerdo. Creo que se supone que sea así. Simplemente hago las cosas. Vamos a ver. Un buen cuento sobre el cepillo . . . . Íbamos a Utah una vez, y le dije a mi marido. ¡"Paremos! ¡Allí! Recoge cuatro matitas. Sólo cuatro".

Eliot: ¿Plantas de cepillo sabio?

Bertha: Sí, cuatro matas de cepillo. Llevamos las plantas a donde íbamos, a una ceremonia que una señora iba a hacer para sí misma.

Eliot: ¿Estaba enferma?

Bertha: Sí. Era diabética y sus piernas estaban tan hinchadas que no podía caminar. Yo le dije a su gente: "Utilicemos el cepillo sabio". Por la mañana sus piernas estaban bien. Se levantó y caminó. Simplemente restregamos la planta sobre su piel.

Hay muchas formas de ayudar a la gente. Muchas maneras. A veces colocamos la planta sobre la persona y soplamos a través de la planta. La menta funciona bien así.

Eliot: ¿Qué quiere decir con eso de soplar a través de la planta?

Bertha: Yo mojo la planta de menta en agua corriente cuatro veces y le pido ayuda a la Creación, a los cuatro puntos cardinales, a la Madre Tierra. Antes de mojar la planta hay que pedirle ayuda a la Abuela Agua. Estás pidiendo que todo apoye la fuerza de la Abuela menta. La salvia también es una Abuela bien linda. La colocas sobre la piel de la persona y soplas.

A veces utilizo el cepillo sabio así para quitarle a la persona el dolor o el mal que tenga. Es increíble lo que encuentras, las cosas que la gente le hace a otras personas. ¡Hechicerías! Quizás las has visto; quizás, no. Trabajando con los espíritus, las puedes deshacer.

Ves que la Creación y los cuatro puntos cardinales son bien poderosos y están apoyando al cepillo sabio. Tú también apoyas a la planta con tu aliento, porque tú eres espíritu. Todos los espíritus tienen que trabajar en conjunto. Los espíritus de las plantas, todos los espíritus. A veces uno necesita apoyo. Hasta las plantas necesitan el apoyo de la Madre Tierra, su lugar de origen, su hogar.

Uno aprende. Uno va aprendiendo. Quizás has aprendido más que yo. Pero como dicen por allí, yo no me limito a trabajar solamente con plantas. Yo trabajo con todo, con toda la Creación.

¡El Abuelo creador! Con Él es con quien tienes que hablar; es a Él a quien tienes que pedir. Porque siempre tienes que pedirle permiso al Creador para utilizar el espíritu de una planta. También tienes que agradecer al espíritu de la planta y tienes que agradecer al Creador y a la Madre Tierra, su madre, su origen. Tienes que aprender a vivir de una manera agradecida.

Joven, cuando trabajas, ¿ves los espíritus de las plantas a tu alrededor?

Eliot: Los veo cuando cierro los ojos y entro en un estado especial de relajamiento. Normalmente uso el ritmo de un tambor para ayudarme. Entonces puedo ver los espíritus.

Bertha: Sí. Así lo hacemos en nuestras ceremonias. Alguien siempre toca el tambor. Eso es muy bueno, ¿sabes?

Cuando comienzas a conocer los espíritus, ves cómo las cosas encajan, cómo se relacionan entre sí. Eso viene con el tiempo.

Usamos el cepillo sabio a menudo para bendecir, para hacer limpias, para sahumerios. El cepillo sabio ayuda a quitar de tu alrededor todo lo que podría interferir con tu desarrollo espiritual.

¿Y tú? Cuando estás ayudando a la gente, ¿haces algo que no sea hablar con los espíritus? ¿Practicas unos rituales?

Eliot: Normalmente, no. Usted sabe cómo es con los anglos de la ciudad . . .

Bertha: A veces no entienden.

Eliot: Por eso mantengo la parte espiritual privada.

Bertha: Eso es bueno. Me alegro. A veces tengo que hacer lo mismo con mis anglos. *(Se ríe.)* Tengo que aprender a hacerlo así cuando trabajo con ellos.

Eliot: Bueno, las personas que vienen a verla estarán dispuestas a exponerse a nuevas ideas, ¿no?

Bertha: Sí. A veces les explico por qué estoy haciendo algo o por qué uso tal cosa. Para que entiendan un poco.

Me alegra escuchar que tú trabajas a tu manera, que es algo nuevo para mí. Voy a ponerlo en práctica. ¿Ves? Aprendí contigo. Nosotros pedimos al espíritu de la planta, pero tu idea de pedir a una planta que haga el trabajo de buscar y entregar la medicina, ¡eso sí que me quita un peso de encima! *(Se ríe.)* Pediré que la planta mensajera trabaje para que yo no tenga que hacer tanto.

Bueno. Me alegra haberte conocido. Espero que yo te haya ayudado con lo que querías saber . . .

Eliot: ¡Esto ha sido maravilloso!

Bertha: Como digo siempre, hace un tiempo, las plantas eran gente como nosotros. Ellas nos dieron su vida; nos dieron de sus espíritus, porque a ellas les pedimos ayuda. Es como los alimentos que comemos. Una vez estaban vivos. Una vez tenían vida, y esa vida fue sacrificada. Por eso les digo a los que cazan: "Tienes que hablar con el espíritu de los animales del bosque. Agradecerles porque dan sus vidas. Hay que agradecer la leña de la fogata. Porque hace poco esa leña fue un árbol, un ser viviente creciendo en el bosque. Así que cuando tú preparas una fogata, piensa en eso. Un árbol dio su vida para que tú pudieras recibir su calor. Hasta el carbón, el gas, el petróleo sale de nuestra Madre Tierra. Es parte de ella. Hasta el agua que bebes. La gente ya no la ve de esta manera. Por eso la contaminan. No entienden. El Agua de Vida; así la llamamos los indios. Le tenemos mucho respeto. Aprendí por mi experiencia, así que vuelvo a la fuente y le digo, "Gracias". El Agua de Vida viene de las nubes y de la Madre Tierra, pero el gobierno nos la quita toda. Ahora el gobierno está metido hasta en nuestras fuentes de agua subterráneas.

Mi abuelo me dijo: "En el futuro, habrá guerras por el agua. Mantente fiel a nuestra forma de vivir. Quizás así lograrás salvar a algunas personas cuando sea preciso. Yo no estaré entonces, pero la manera de ser de los indígenas, nuestra forma de vivir, puede ayudarte a salvarte a ti misma y a tu gente cuando llegue el momento".

Muchas personas me preguntan por qué hablo con gente anglo. Dicen que estoy regalando los conocimientos de nuestra gente. Hoy día, muchos indios comparten nuestras creencias con otros pueblos para que nos podamos entender. Si no compartimos la parte espiritual, jamás habrá entendimiento.

Tú tienes tu cultura. Los europeos también usaban plantas. En los países europeos, la gente sabía mucho sobre las plantas. Así que yo le digo a la gente: "Los anglos tenían ese conocimiento. Este no es mi secreto ni es un secreto exclusivo de los indios. La gente tiene el derecho de saber, porque un tiempo atrás, este conocimiento era de todos".

La cultura de ustedes perdió su sabiduría, sus conocimientos. Sólo hay que rescatarlos. Y cuando lo logren, nos podremos entender.

Eliot: Es importante comenzar a aprender de nuestra Madre Tierra otra vez.

Bertha: Sí. Yo aprendí hace tiempo sobre las pertenencias de uno, las cosas que uno tiene. Crees ser el dueño de ellas pero poco a poco las cosas se adueñan de ti. ¡Tienes que hacer los pagos! Muchas personas optan por volver a una vida sencilla. Porque nosotros somos quienes complicamos las cosas. Un anciano me lo dijo una vez. Me dijo: "La vida es simple. Sale el sol, nos levantamos, oramos y desayunamos. Durante el día hacemos lo que tenemos que hacer: visitar a la gente o ir a trabajar. Entonces, por la tarde se pone el sol. Volvemos a casa, comemos, conversamos. Hablamos sobre lo que hicimos durante el día. Oramos otra vez y nos acostamos. Dormimos. Entonces sale el sol otra vez y repetimos el ciclo. Vivimos. Nosotros complicamos el ciclo con las preocupaciones pero realmente es muy sencillo. Simplemente vivir. Disfrutar de la vida". Eso me lo dijo el anciano. Él tenía razón.

Ahora vivo así. No tengo prisa. No voy corriendo de un lado para otro. La frustración, el odio, la amargura te quitan la fuerza física y te enferman. El cáncer, los tumores, la diabetes. Las situaciones que nosotros mismos nos echamos encima son la causa de todos nuestros padecimientos. Problemas cardíacos, infartos. El odio y la amargura lastiman el corazón. No dejes que eso te suceda. Que no te importe lo que diga la gente. Deja que te resbale. No lo cargues. Yo digo: "Abuelo, lo que no sea bueno, te lo doy para que tú te encargues de enderezarlo".

Nosotros los indios no tenemos un diablo. No tenemos un infierno. Es diferente para nosotros. Pensamos de otra manera. La forma de yo contarte las cosas es la misma forma en la que mis abuelos me las contaron, y así fui aprendiendo. Yo podría sentarme aquí e inventar mentiras sobre las plantas, sobre los milagros que yo haya hecho. Tú me creerías porque soy una abuela, pero yo no puedo hacer eso. Tengo que decir la verdad sobre mi vida tal y como la he vivido. Si te miento, tendré que responder al ser que vive allí arriba. Yo lo respeto. ¡Temo las consecuencias de mis acciones! Si un indio miente, tiene que vivir con esa mentira. Con el tiempo le va a afectar la mente y el cuerpo; así que, ¿por qué mentir? Sé tú mismo. Es lo que le digo a la gente, y te lo digo a ti también.

Espero haberte ayudado, aunque sea un poco. Esto lo he hecho en nombre de la Creación, de parte de los Abuelos y las plantas.

Joven, has entrado profundamente en el espíritu de las plantas. Los herbólogos no llegan así de profundo. La mayoría te da a tomar un té como si fuera una aspirina. O te manda a tomar una cápsula de plantas secas que vienen de otro lugar. Los herbólogos comunes y corrientes no llegan hasta el espíritu. Pero tú, sí. Tienes a tu planta mensajera. Eso es algo nuevo para mí. Lo voy a pensar. Es algo nuevo que aprendí contigo, y te lo agradezco. Con el tiempo lo iré pensando y diré: "A eso se refería Eliot".

Eso es todo por ahora. Quiero agradecerte esta visita. Al hablar contigo, me ayudo a mí misma. No es común que me reúna con una persona que tiene el poder y la energía para hacer esta clase de trabajo con los espíritus.

Eliot: Creo que a poca gente le interesa este trabajo.

Bertha: Quizás. Pero tú tienes el conocimiento. Tú vas a seguir con esto. "No te pongas orgulloso", le digo a la gente. "No te creas más importante que los demás. Sé modesto. Sé humilde".

Epílogo

Luego de dar por terminado el proceso de escribir este libro, acompañé a don Guadalupe González Ríos en su primer viaje fuera de México. Durante su gira por el oeste de los Estados Unidos, realizó sanaciones asombrosas. Yo le serví de intérprete. Una noche nos encontramos viajando en auto con abuela Bertha Grove y otros amigos. Hacía años que no veía a la abuela Bertha. Ella me hacía muchas preguntas sobre mi trabajo con el chamán huichol. Yo le expliqué que don Lupe me guiaba por un adiestramiento de seis años en la medicina de un árbol sagrado que crece en el pico más remoto de una montaña.

¿"Cómo se llama ese árbol", preguntó abuela Bertha.

"En el idioma de don Lupe se llama 'kieri'," le dije. "En inglés, quiere decir 'el árbol del viento'."

¡"El árbol del viento"!, exclamo abuela Bertha. ¿"Dices que crece en el pico de una montaña? ¿Cómo es ese árbol"?

Bueno, el que yo conozco no es árbol, exactamente. Es más bien un arbusto".

¿"Quieres decir que todavía no ha crecido"?

"No. Está maduro, pero es como un arbusto".

¿"Pero no me dijiste que era un árbol"?

"Podría ser un árbol. Podría ser cualquier tipo de planta. Cuando un espíritu particular viene a habitar la planta, esa planta llega a ser el árbol del viento. No importa la especie".

"Cuando yo era más joven", dijo abuela Bertha, "un abuelo de los ute del norte me enseñaba cosas. Ya no vive, pero cuando yo sentía la necesidad de entender algo importante, iba a verlo. Él no tenía teléfono. No sabía leer ni escribir. Pero sabía cuándo yo iba a visitarlo. Siempre lo encontraba esperándome.

"Una vez tuve el mismo sueño cuatro noches seguidas. Entendí que era algo importante así que decidí ir a ver al viejo y preguntarle sobre el sueño. En el sueño, iba a una casa en el campo. Cuando llegué había cuatro mujeres en la casa. Danzaban y hacían ceremonias. Me dieron un bastón de madera que medía medio metro, más o menos. Me dijeron que era para mí.

"Cuando llegué a la casa del viejo, él me estaba esperando como siempre. Nos sentamos a hablar sobre mi familia, sobre esto y aquello. Tú sabes cómo es con los viejos. Tienes que tener mucha paciencia. Tienes que ser respetuoso. No dije nada sobre la razón de mi visita. Entonces, después de unas tres horas, me dijo: "Aquella vara que te dieron en los sueños, se supone que la tengas. Se supone que la utilices para sanar a la gente. Viene de un árbol muy poderoso que crece en el pico más alto de una montaña. Lo llaman el árbol del relámpago. Espéreme aquí. Voy a buscarte esa vara".

Esperé. A los tres días, el abuelo llegó con una rama del árbol del relámpago. Hace años ya, y no he tenido ocasión de usarla".

"Es interesante que le digan el árbol del relámpago", dije. "Los relámpagos también están relacionados con el árbol del viento. Don Lupe cuenta que originalmente, el árbol del viento era un bebé que molestaba mucho porque no dejaba de llorar. Sus padres no podían dormir y no podían trabajar porque el niño no dejaba de chillar. Una noche se enfadaron tanto que lo llevaron al patio, le tiraron una manta encima y lo dejaron allí. Durante la noche, llegó el Tramposo y se lo llevó a su lugar entre las montañas. Con el tiempo, el niño se convirtió en aquél árbol que crece en aquel pico alto. Se convirtió en el árbol del viento.

"Al otro día, el padre regresó de su trabajo en la milpa y buscó a su hijo donde lo había dejado la noche anterior. Llamó a su esposa y juntos lo buscaron en todas partes, pero sólo encontraron —cerca de un arbusto en un pico muy alto— una pequeña cornamenta de venado.

"Llamaron a algunos chamanes muy sabios. Ellos pasaron la noche entera cantando al lado del arbusto. A la una o a las dos de la madrugada, apareció el niño. Les explicó que sus padres no lo habían cuidado, así que se había escapado con su amigo el Tramposo y se convirtió, feliz, en un árbol. También les dijo que dentro de cinco días, iría a visitar a sus padres.

"El quinto día llegó y hubo una tormenta terrible con vientos tempestuosos. Los relámpagos atravesaron el cielo. Los padres del niño quedaron muy desilusionados al no ver a su hijo. Una vez más, llamaron a los chamanes para que hablaran con el niño. Él les explicó que se había convertido en viento y relámpagos para poder visitar a sus padres. Jamás lo volverían a ver como ser humano.

"Más adelante, el niño llegó a ser un Abuelo. Aparece en el pico de la montaña y desde allí declara que compartirá su don de sanación o cualquier otra forma de conocimiento. Adopta la forma de un relámpago y sube hacia el cielo. Luego se convierte en águila y vuela hacia otra parte".

¡"Qué cuento fantástico"!, dijo mi amiga Roxanne. ¿"Cómo lo interpretas, Eliot"?

"No lo he discutido con el maestro aquí", le dije, "pero yo lo veo como una alegoría del aprendizaje del chamán".

¿"En qué sentido"?, preguntó Roxanne.

"Bueno, todos los personajes representan diferentes partes del aprendiz, partes de mí mismo. La mamá y el papá que procuran trabajar representan el yo de todos los días que quiere vivir en este mundo de tareas mundanas. El bebé representa el potencial sin desarrollar de mi alma, que llora por mi atención. Pero el yo de todos los días no entiende el llorar de mi alma; más bien le disgusta. Procura callar el llanto tapando al 'niño' con una manta. Viéndose abandonada, mi alma queda desilusionada. Rechaza la vida normal de los seres humanos y sigue al Tramposo hasta la inmensidad del bosque. En ese lugar salvaje, mi alma comienza a redescubrir su poder, simbolizado por el viento y los relámpagos. Intenta convertirse en viento y compartir ese poder con mis padres, pero no me comprenden. Eventualmente, mi alma entiende que su misión no tiene nada que ver con la aprobación de ellos, ni de nadie. Su verdadera misión es la de servir como fuente de bendiciones para su comunidad. Así logra la madurez y el bebé llega a ser un Abuelo sabio. Hay más, pero lo reservo para otro momento. Lo que a mí me interesa aclarar es la posibilidad de que el árbol del viento y el árbol del relámpago sean el mismo árbol".

Hasta ahora, don Lupe había estado mirando el paisaje en silencio. En español, le reconté todo el cuento de la abuela Bertha sobre el árbol del relámpago. ¿"Será el mismo árbol del viento"?, le pregunté.

"Dile que me traiga la vara". dijo don Lupe. "Si me hace temblar la mano, es del árbol del viento. Si no, no lo es".

Su fascinante contestación me provocó varias preguntas. Hasta ese momento, yo había conceptualizado al árbol del viento como parte del conocimiento esotérico de un pequeño pueblo en México; pero al parecer, Bertha —como yo— había conocido el mismo árbol mediante sus sueños. Su maestro obviamente lo conocía. Si los utes conocían el árbol del viento, ¿sería posible que otras tribus norteamericanas también lo conocieran? Y si fuera así, ¿no es posible que el poder sobrenatural del árbol del viento fuera conocido y utilizado por pueblos tradicionales en otros lugares del mundo?

Unos días después, don Lupe anunció que pensaba jubilarse dentro de dos años para dejar en mis manos el trabajo de guiar a otros aprendices del árbol del viento. Si estoy preparado para esta responsabilidad, los años que vienen prometen ser los más intensos, los más interesantes de mi vida. Por lo tanto, los últimos treinta han sido sólo una introducción, y el libro sobre la botánica espiritual está por escribirse.

Lectura sugerida

Mi acercamiento al chamanismo botánico es práctico y no académico. Por lo tanto, lo que sigue no es una bibliografía completa sino una lista de libros que me han servido de ayuda.

Que yo sepa, no se ha publicado mucho sobre el uso del espíritu de las plantas en la sanación pero seguramente disfrutará de las anécdotas de herbólogos mexicanos en *Acerca de plantas y de curanderos* de Bernardo Beytelman, Instituto Nacional de Antropología e Historia, México D.F. 1993.

Recientemente, el tema del chamanismo ha inspirado un gran volumen de literatura cuya calidad varía enormemente. *Shamanic Voices* (Dutton, 1979) es uno de mis favoritos. También recomiendo la revista *Shaman's Drum*, P.O. Box 270, Williams, Oregon 97544, USA; tel: (541) 846-1313. El libro de Sandra Ingerman, titulado *Soul Retrieval* (Harper, San Francisco 1991) es una excelente fuente de información sobre la técnica chamánica de recuperar almas extraviadas.

Si le intrigaron las palabras de don Enrique Salmón sobre los senderos de conocimiento indígenas norteamericanos, disfrutará de *Trail to Heaven*, un recuento entretenido sobre los fundamentos culturales del pueblo castor *(Beaver)* por el antropólogo Robin Ridington (University of Iowa Press, 1988).

Para más información sobre la teoría clásica de la medicina china, recomiendo tres libros de mi maestro, el profesor J.R. Worsley: *Is Acupuncture For You?, Talking about Acupuncture in New York* y *Traditional Acupuncture, volume II: Traditional Diagnosis.* Los tres están disponibles mediante Redwing Books en los Estados Unidos: (800) 873-3946 ó (617) 738-4664 ó www.redwingbooks.com.

La serie titulado *The Peterson Field Guides* (Boston: Houghton Mifflin) es de gran ayuda a la hora de identificar las plantas silvestres de los Estados Unidos de Norteamérica.

Turbulent Mirror por Briggs & Peat (Harper & Row, New York, 1989) ofrece una buena explicación del nuevo campo científico conocido como la Teoría del Caos. Este libro servirá de estímulo a todos los que disfrutan de comparar y encontrar puntos de enlace entre la ciencia moderna y las más antiguas prácticas de sanación.

Biografía

Eliot Cowan nació en el 1946 y se crió en Chicago, Winnipeg y San Francisco. Se graduó de la Universidad de Pomona con un bachillerato en antropología. Al nivel posgraduado, estudió producción de cine etnográfico y documental en la Universidad de California en Los Ángeles.

Eliot comenzó a estudiar y practicar la herbología en el 1969. Luego de unos años, dejó la botánica para poder dedicarse a sus estudios de acupuntura. Recibió licenciatura, bachillerato y maestría del profesor J.R. Worsley en el Colegio de Acupuntura Tradicional en Leamington Spa, Inglaterra. Ejerció en la facultad de esta institución durante 1979 y 1980.

A principios de los 1980s, volvió a enfocarse en la sanación mediante las plantas. Esta vez los espíritus de las plantas le instruyeron. Al colaborar con sus guías botánicos, Cowan redescubrió la antigua práctica chamánica de la botánica espiritual.

Actualmente, Eliot Cowan se dedica a la enseñanza y práctica de la sanación mediante la canalización de las almas verdes que nos rodean. Cowan es el sucesor de don Guadalupe González Ríos, chamán abuelo y practicante del chamanismo botánico del pueblo huichol. También es fundador del Blue Deer Center, (el Centro del Venado Azul), un centro de retiro y educación continuada para la comunidad chamánica internacional. Localizado entre montañas en el estado de Nueva York, este centro provee cursos, campamentos, retiros de sanación y otras actividades para personas que desean explorar y profundizar su vida espiritual.

Para más información escríbale al Blue Deer Center

P.O. Box 905, Margaretville
New York 12455 U.S.A.

Envíe su correspondencia electrónica a: psminfo@bluedeer.org.

Made in United States
Orlando, FL
07 March 2025

59250569R00142